BEI GRIN MACHT SICH IHR WISSEN BEZAHLT

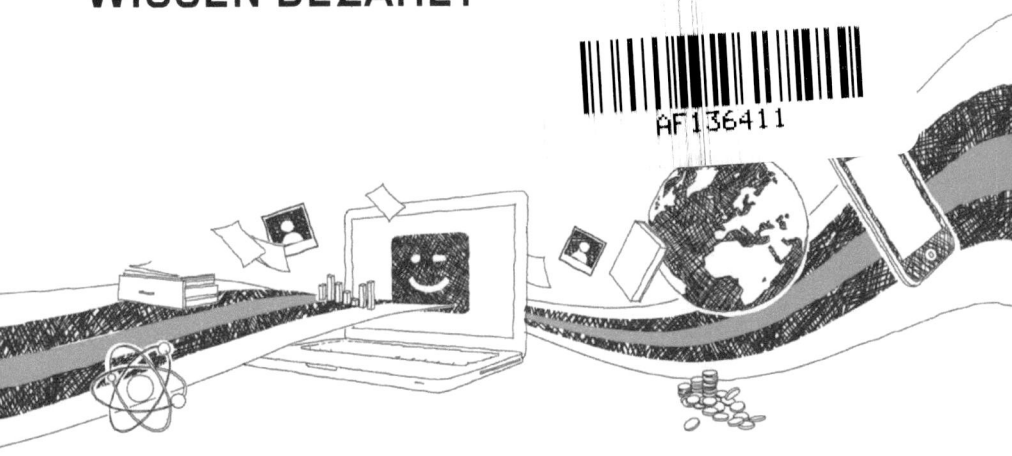

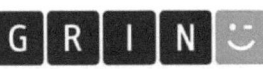

Bibliografische Information der Deutschen Nationalbibliothek:

Die Deutsche Bibliothek verzeichnet diese Publikation in der Deutschen National-
bibliografie; detaillierte bibliografische Daten sind im Internet über http://dnb.d-
nb.de/ abrufbar.

Impressum:

Copyright © 2018 GRIN Verlag
Druck und Bindung: Books on Demand GmbH, Norderstedt Germany
ISBN: 9783346134868

Dieses Buch bei GRIN:

https://www.grin.com/document/538034

Fabienne Forgács

Die verhaltensorientierte Primärprävention des Diabetes mellitus Typs 2 für Kinder im Alter von 2 bis 12 Jahren im familiären Umfeld

Erstellung einer Broschüre unter Beachtung der Salutogenese und des Transtheoretischen Modells

GRIN Verlag

GRIN - Your knowledge has value

Der GRIN Verlag publiziert seit 1998 wissenschaftliche Arbeiten von Studenten, Hochschullehrern und anderen Akademikern als eBook und gedrucktes Buch. Die Verlagswebsite www.grin.com ist die ideale Plattform zur Veröffentlichung von Hausarbeiten, Abschlussarbeiten, wissenschaftlichen Aufsätzen, Dissertationen und Fachbüchern.

Besuchen Sie uns im Internet:

http://www.grin.com/

http://www.facebook.com/grincom

http://www.twitter.com/grin_com

Deutsche Hochschule für
Prävention und Gesundheitsmanagement
Hermann Neuberger Sportschule 3
66123 Saarbrücken

Bachelor-Thesis

zur Erlangung des Grades

Bachelor of Arts

Titel der Abschlussarbeit:

Die verhaltensorientierte Primärprävention des Diabetes mellitus Typ 2 für Kinder im Alter von 2 bis 12 Jahren im familiären Umfeld - Erstellung einer Broschüre unter Beachtung der Salutogenese und des Transtheoretischen Modells zur Vermittlung gesunderhaltender Ernährungsmaßnahmen.

Studiengang: BEB

eingereicht von

Name, Vorname: Forgács, Fabienne

Ort und Tag der Einreichung: Saarbrücken,   den 29.10.2018

Inhaltsverzeichnis

Mit besonderem Dank für die fachliche, technische und moralische Unterstützung an
Prof. Dr. phil. Ronny Pohl, Dipl.-Oecotroph. Katharina Pfundstein, Anita Baitinger,
Mia Abele sowie vor allem Denis Wagner und Elke & Nándor Forgács.

1 Einleitung und Problemstellung

Geht es nicht allen Menschen ähnlich? Aktuelle Zahlen zu weltweit beunruhigenden, die gesamte Gesellschaft betreffenden Erkrankungen, verleihen Grund zur Sorge. Die Konfrontation mit Diabetes mellitus Typ 2 (T2DM), einer der häufigsten Zivilisationskrankheiten, scheint heutzutage beinahe allgegenwärtig. Was in vielen Familien durch erkrankte Eltern oder Großeltern ein Thema ist, beeinträchtigt die Lebensqualität und verursacht zusätzliche Kosten. So stellt sich die Frage, wie eine erfolgreiche Prävention aussehen kann, um bei gegebener genetischer Disposition gesund zu bleiben, sowie andere bestmöglich zu informieren und zu motivieren, um auch sie schützen zu können. Oft wird vorhandenes, gesundheitsrelevantes Wissen schlichtweg nicht umgesetzt. Aktuelle Zahlen zeigen in Deutschland bis 2013 einen Anstieg des Anteils von Frauen mit T2DM von 6,8 % auf 9,0 % innerhalb von neun Jahren. Bei den Männern war im selben Zeitraum ein Anstieg von 5,4 % auf 8,7 % zu verzeichnen. Die Anzahl adipöser Menschen steigt parallel stetig an. Den wichtigsten modifizierbaren Risikofaktor stellt die, unter anderem durch Fehlernährung bedingte, Adipositas dar (Robert-Koch-Institut, 2012a, S. 15-29). Die Risikofaktoren sind allesamt eng mit der Insulinresistenz verbunden (Arslanian, 2002). Meist manifestiert sich die Erkrankung erst im späteren Verlauf des Lebens. Ab dem fünfundvierzigsten Lebensjahr steigt die Prävalenz deutlich an (Robert-Koch-Institut, 2009, S. 73). Im Zeitraum von 2002-2009 konnten jedoch allein in Nordrhein-Westphalen 233 neue T2DM-Fälle bei Kindern zwischen 5 und 19 Jahren diagnostiziert werden (Rosenbauer et al., 2011). Der kindliche Body Mass Index (BMI) wird in engem Zusammenhang mit dem Auftreten eines T2DM im Erwachsenenalter gesehen (Zimmermann et al., 2017). Die EsKiMo-Studie zeigt, dass Kinder und Jugendliche hierzulande zu wenig Gemüse verzehren. Der Konsum von Limonade, fettreichen tierischen Lebensmitteln, sowie Süßigkeiten liegt hingegen weit über den empfohlenen Richtwerten (Robert-Koch-Institut, 2012b). T2DM ist im Gegensatz zum sonst bei Kindern bekannten Diabetes mellitus Typ 1 eng mit dem Lebensstil, vor allem bezüglich des Ernährungsverhaltens, verbunden. Hier schlummern große Potentiale für die Primärprävention. Bei Kindern mit T2DM treten Folgeerkrankungen wesentlich früher auf als üblich, was zu einer Reduzierung der Lebenserwartung führt (Zahn & Kubiak, 2016, S. 319). Eine Prävention muss schon früh beginnen, um eine Erkrankung und damit eventuelle Spätschäden verhindern zu können (Mehnert & Standl, 1998, S. 393). Zu den bekanntesten zählen Mikro- und Makroangiopathien, darunter Retino- und Makulopathie, Nephropathie sowie Neuropathie. Es kann zu Herzinfarkt, Koronarer Herzkrankheit, Dialysepflichtigkeit, Schlaganfall, Erblindung, Amputation und Sexualstörungen kommen (Hiehn, Böhm, Claudi-Böhm, Krämer & Kohlhas, 2013, S. 99-123). In der Regel geschieht die entscheidende Prägung der Essgewohnheiten zwischen dem sechsten und zehnten Lebensjahr (Holtmaier, 1995, S. 165). Die Ernährung in der Kindheit, als eine prägende Zeit, hat folglich einen entscheidenden Einfluss auf die Prävention ernährungsbedingter Krankheiten. Vorteilhafte Gewohnheiten, welche von klein auf eingeübt werden, festigen sich mit steigendem Alter. Eine besondere Bedeutung kommt den Eltern, Schulen, Kindertagesstätten (KiTas) und Kindergärten zu (Bitzer, Walter, Linger & Schwartz, 2009, S. 160).

Dass es höchste Zeit ist zu handeln, meinen auch mehr als 2000 Ärztinnen und Ärzte. In einem offenen Brief, welcher am 02.05.2018 von Foodwatch und anderen Organisationen auf einer Pressekonferenz vorgestellt wurde, fordern sie von der Bundesregierung Maßnahmen gegen Fehlernährung wie die Verpflegung an Schulen und KiTas nach verbindlichen Standards sowie die Besteuerung gesüßter Getränke. Die notwendigen Maßnahmen sollten, um wirksam zu werden, über die Verhaltensprävention oder alleinige Ernährungsbildung hinausgehen (Foodwatch, 2018).

Die Erfahrungen der Verfasserin dieser Arbeit zeigen, dass KiTas existieren, welche bereits mit positivem Beispiel vorangehen. So die Johannes-KiTa in VS-Villingen, welche durch das EU-Schulfruchtprogramm mit frischem Obst und Gemüse versorgt wird. Eltern lagerten heute zunehmend den kindlichen Alltag in die KiTa aus, sodass es in den Familien immer weniger gemeinsame Mahlzeiten gebe. Die Johannes-KiTa bietet ein Mittagessen für etwa 40 Kinder an. Ein beispielhafter Speiseplan befindet sich im Anhang (siehe Anhang 1). Für viele Eltern sei das Thema gesunde Ernährung abgehakt, wenn ihr Kind mittags in der KiTa versorgt werde. Den Großteil der Eltern mache eine gut gebildete Mittelschicht, oft mit akademischen Abschlüssen, aus. Die Beobachtungen, welche hinsichtlich des Stellenwertes des Essens gemacht werden, sind beunruhigend. Essen diene als Zeitüberbrückung, Ruhigstellung oder Belohnung (T. Zepf, persönl. Mitteilung, 03.05.2018). Der Blick in die Brotdosen der Kinder bietet eine Vielfalt an Pausenmahlzeiten. Einige bringen Gemüse, Obst, Vollkornbrot oder Nüsse mit. Jedoch finden sich auch Weißbrot mit Nuss-Nougat-Creme, Buttercroissant oder Salzbrezeln in den Brotdosen. Beispielfotos befinden sich im Anhang (siehe Anhang 2).

So stellt sich die Frage: „Wie kann eine Primärprävention des T2DM bereits bei Kindern im Alter von 2 bis 12 Jahren durch Vermittlung gesunderhaltender Verhaltensweisen bezüglich der Ernährung mithilfe einer Broschüre innerhalb der Familie vorgenommen werden?"

2 Zielsetzung

In das Gesundheitsverhalten der Kinder von heute zu investieren erhält nicht nur deren Lebensqualität und trägt zum späteren Wohlergehen bei, sondern verhindert überdies die für das Gesundheitssystem kostspieligen Folgeerkrankungen. Ziel ist eine Gesundheitswirkung durch Prävention, indem die Vermittlung eines Lebensstils geschieht, welcher erfolgreich dabei hilft, T2DM vorzubeugen. Hierfür ist es wichtig, die Erziehungsberechtigten der Kinder anzusprechen, da es für letztere entscheidend ist, in einem Umfeld aufzuwachsen, welches ihnen ermöglicht, ein gesundheitsförderndes Verhalten erlernen zu können. Es besteht die Überlegung, auf welche Weise den Eltern vermittelt werden kann, wie sie ihren Kindern das erforderliche Gesundheitsverhalten hinsichtlich der Ernährung vorleben und damit deren Lebensstil positiv prägen können. Antworten finden sich in Antonovskys Salutogenesemodell, in Prochaskas Transtheoretischem Modell (TTM), den Ernährungswissenschaften sowie in Bereichen der Ernährungs- und Medienpsychologie. Eltern besitzen einen nicht zu vernachlässigenden Einfluss auf das Ernährungsverhalten ihrer Kinder. Daher ist das geplante Ergebnis dieser Arbeit eine Broschüre für die ganze Familie, welche die Erkenntnisse aus den genannten Bereichen vereint. Ziel ist, neben der Darstellung einer gesunden Ernährungsweise, vor allem natürlich die Übermittlung der nötigen Werkzeuge und Kenntnisse zu deren erfolgreichen Umsetzung. Die Erziehungsberechtigten werden motiviert und unterstützt, das vermittelte Wissen hinsichtlich Ernährung, Erziehung und insbesondere dem Verhalten umzusetzen. Dabei wird das gesamte Familienumfeld mit einbezogen.

3 Gegenwärtiger Kenntnisstand

3.1 Definitionen

3.1.1 Diabetes mellitus Typ 2

Diabetes mellitus bedeutet wörtlich „Honigsüßer Durchfluss", wobei eine Mehrzahl heterogener Erkrankungen mit dem gemeinsamen Merkmal der chronischen Hyperglykämie vorliegt (Pschyrembel Online, 2018c). T2DM wird durch eine Kombination aus Insulinresistenz und Insulinsekretionsdefizit charakterisiert. Häufig liegen eine genetische Disposition in der Form, dass unmittelbar verwandte Personen betroffen sind, sowie gleichzeitige Adipositas vor (Knop & Reinehr, 2015, S. 119). Klinische Diagnose-parameter befinden sich im Anhang (siehe Anhang 3).

3.1.2 Body Mass Index

Der BMI wird aus dem zu beurteilenden Körpergewicht in Kilogramm, dividiert durch die Körpergröße in Metern zum Quadrat errechnet (Pschyrembel Online, 2018b). Bei Kindern werden dazu Perzentilenkurven verwendet. Ein Perzentil stellt seiner ursprünglichen Bedeutung nach einfach ein Hundertstel in einer Häufigkeitsverteilung dar (Pschyrembel Online, 2018d). Eine Darstellung der Perzentilendiagramme befindet sich im Anhang (siehe Anhang 4).

3.1.3 Übergewicht

Ab einem Körpergewicht mit einem BMI ab 25 kg/m^2 bei Erwachsenen, beziehungs-weise ab dem neunzigsten alters- und geschlechtsspezifischen Perzentil bei Kindern spricht man von Übergewicht (Pschyrembel Online, 2018g).

3.1.4 Adipositas

Als Adipositas wird eine über das Normalmaß hinausgehende Körperfettvermehrung mit einem BMI ab 30 kg/m^2, beziehungsweise über dem siebenundneunzigsten Perzentil bezeichnet (Pschyrembel Online, 2018a).

3.1.5 Prävention

Darunter werden vorbeugende Maßnahmen verstanden, welche sich eignen, um den Eintritt einer Krankheit entweder zu verhindern, zu verzögern, oder auch die Krank-heitsfolgen abzuschwächen. Bei der Primärprävention liegt der Fokus auf Maßnahmen zum Risikoschutz für Gesunde. Dabei werden im Allgemeinen zwei Ansätze vertreten (ÄrzteZeitung Online, 2009). Die Verhaltensprävention bezieht sich auf Strategien, welche die gesundheitsrelevanten Verhaltensweisen Einzelner beeinflusst. Im Fokus der Verhältnisprävention hingegen stehen Strategien, welche sich mit der Kontrolle, Redu-zierung oder Beseitigung von Krankheits- und Gesundheitsrisiken im Umfeld der Men-schen befassen (Pschyrembel Online, 2018e).

3.1.6   Salutogenese

Das 1997 von Aaron Antonovsky geprägte Konzept der Salutogenese beschreibt im weitesten Sinne die Entstehung und Bewahrung der Gesundheit, wobei es sich gegen die Einseitigkeit der pathogenetischen Gesundheitssichtweise wendet, da die Grenzen zwischen Gesundheit und Krankheit als fließend bezeichnet werden (Pschyrembel Online, 2018f).

3.1.7   Kohärenzgefühl

Das Kohärenzgefühl (SOC) besteht aus drei Komponenten. Verstehbarkeit, als das Ausmaß, in dem man interne und externe Stimuli als kognitiv sinnhaft wahrnimmt und als strukturiert, vorhersagbar oder erklärbar einstuft. Handhabbarkeit, als das Maß für die erfolgreiche Begegnung der von den Stimuli ausgehenden Anforderungen. Bedeutsamkeit als motivationales Element für das Ausmaß, in welchem das Leben auch emotional als sinnvoll empfunden wird (Antonovsky, 1997, S. 30-36).

3.1.8   Transtheoretisches Modell

Laut Prochaska, DiClemente und Norcross (1992) beinhaltet die Veränderung eines Verhaltens das Durchlaufen der fünf Stufen Absichtslosigkeit, Absichtsbildung, Vorbereitung, Handlung und Aufrechterhaltung. Dabei kann sich der Vorgang zum Ablegen der unerwünschten Verhaltensweise mehrmals wiederholen (Prochaska, et al., 1992, S. 1102).

3.1.9   Selbstwirksamkeit

Sie beschreibt die Überzeugung eines Menschen von seinen Fähigkeiten zur Bewältigung mitunter schwieriger Situationen und Herausforderungen (Onlinelexikon für Psychologie und Pädagogik, 2018b).

3.1.10   Medienwissenschaft

Hierbei handelt es sich um eine wissenschaftliche Disziplin, welche sich vorrangig mit den Massenmedien beschäftigt, wobei deren Formen sowie Inhalte untersucht werden (Duden, 2018). Die Medienwissenschaft erforscht den Stellenwert der Medien für die

Wissensproduktion und bildet die Grundlage für die immer wichtiger werdende Aufgabe der Vermittlung von Medienkompetenz an Schulen (Gesellschaft für Medienwissenschaft, 2018).

3.1.11 Medienpädagogik

Die Medienpädagogik, welche sich mit Medien als Hilfsmittel zu Realisation, Unterstützung oder Verbesserung von Kommunikation beschäftigt, umfasst sämtliche Fragen zu den Funktionen von Medien in Bezug auf die Relevanz zur Sozialisation des Menschen in den Bereichen Freizeit, Bildung und Beruf. Als eine Teildisziplin der Erziehungswissenschaft vertritt die Medienpädagogik die Annahme, dass das Verhältnis des Menschen zu seiner Umwelt überwiegend durch Medien vermittelt ist (Onlinelexikon für Psychologie und Pädagogik, 2018a).

3.1.12 Gesundheit

Laut der Weltgesundheitsorganisation (WHO) ist Gesundheit weitaus mehr als nur das Fehlen von Krankheit oder Gebrechen. Sie beschreibt einen Zustand, welcher von körperlichem, seelischem und sozialen Wohlbefinden geprägt ist (World Health Organization, 1946).

3.2 Das Salutogenesemodell nach Aaron Antonovsky

3.2.1 Die Funktionsweise des Salutogenesemodells

Antonovskys Salutogenesemodell beschreibt weniger die Kehrseite zur Pathogenese, welche sich mit der Entstehung und Behandlung von Krankheiten auseinandersetzt, sondern viel mehr die Tatsache, dass sich ein Individuum immer auf einem multidimensionalen Gesundheits-Krankheits-Kontinuum zwischen den beiden Polen „krank" oder „gesund" bewegt. Dabei wird nicht infrage gestellt, ob die Person krank oder gesund ist, da sich ein Mensch laut Antonovsky niemals zu 100% bei nur einem Pol befinden kann. Es geht eher um die Entfernung vom jeweiligen Pol. Die pathogene Orientierung sieht die Auslösung von Krankheiten in Erregern begründet, wohingegen sich der salutogenetische Ansatz auf verschiedene Faktoren konzentriert, welche zu einer Bewegung in Richtung des gesunden Pols auf dem Kontinuum beitragen. Statt der alleinigen Suche nach Auslösern einer Krankheit stehen hierbei vielmehr die Ressourcen zur Problemlösung im Zentrum der Aufmerksamkeit (Antonovsky, 1997, S. 23-30). Antonovskys Modell besagt, dass sich belastende Ereignisse auf das Gesundheits-Krankheits-Kontinuum entweder neutral oder gesundheits- beziehungsweise krankheitsfördernd auswirken. Dies hängt ganz davon ab, wie der Mensch die Spannungsbewältigung angeht, was wiederum davon abhängt, welche Ressourcen der Person zur Bewältigung der Situation zur Verfügung stehen. Ob diese nun nutzbar gemacht werden, hängt vom SOC ab (Blättner, 2007, S. 68). Es wird sogar als Hauptdeterminante dafür gesehen, welche Position ein Mensch auf dem Gesundheits-Krankheits-Kontinuum einnimmt, sowie dafür, dass er sich auf das gesunde Ende hin zu bewegt. Es besteht ein Vertrauen darin, dass die gegebenen Anforderungen eine Herausforderung darstellen, für deren Lösung sich Anstrengung und Engagement lohnen (Antonovsky, S. 30-36). Eine Person mit starkem SOC stuft auftretende Stimuli eher als Nicht-Stressor ein, sodass automatisch eine Anpassung an die Anforderung stattfindet. Diese Person ist in der Lage, diejenige Bewältigungsstrategie auszuwählen, welche am geeignetsten erscheint, um mit einer herausfordernden Situation umzugehen. Dies liegt an dem Vertrauen darauf, dass, wie bereits in der Vergangenheit, alles gut ausgeht. Dies hat viel mit Banduras Theorie der Selbstwirksamkeit zu tun, auf die später eingegangen wird (Antonovsky, S. 115-130).

3.2.2   Das Salutogenesemodell in der Gesundheitsförderung

Der Zentrale Ansatz der Gesundheitsförderung im Rahmen des Salutogenesemodells ist die positive Beeinflussung des SOC durch Veränderung von Lebenserfahrungen. Diese entscheiden maßgeblich über die Art der Stressoren, sowie die zur Verfügung stehenden Ressourcen zur Bewältigung. Dabei werden Erfahrungen jeweils einer der beschriebenen Komponenten des SOC zugeordnet. Die Verstehbarkeit wird durch Erfahrung von Beständigkeit entwickelt, die Handhabbarkeit durch Erfahrung von ausreichend Ressourcen und die Bedeutsamkeit durch die Beteiligung an Entscheidungsprozessen. Letztere erweist sich hierbei am wichtigsten für die Gesundheitsförderung (Blättner, 2007, S. 69-70). Diese ist seit 1986 auch in der Ottawa-Charta der WHO zur Verhinderung von Krankheiten verankert. Gesundheitsförderung zielt auf einen Prozess ab, welcher alle Menschen zur Stärkung ihrer Gesundheit befähigt, indem ihnen ein höheres Maß an Selbstbestimmung über ihre Gesundheit ermöglicht wird. In dieser Hinsicht wird nicht nur auf die verhaltenspräventiven Strategien Wert gelegt, sondern auch auf verhältnispräventive. Eine wichtige Bedeutung kommt hierbei der Informationsgabe zu, welche zur Entwicklung von Persönlichkeit und sozialen Kompetenzen beitragen soll, um gesundheitsförderliche Veränderungen im Alltag zu ermöglichen (World Health Organization, 1986). Eine Gesundheitsförderung in diesem Sinne bringt in Schulen und Kindergärten bedeutende Vorteile. Einerseits werden viele Kinder aller sozialen Schichten erreicht und andererseits stellen Kinder und deren Eltern wichtige Adressaten dar, da hier Einstellungen, wie zum Beispiel zu einer gesunden Ernährung, schon früh gefestigt werden (Faller, Vogel & Jelitte, 2016, S. 361). Kinder können dabei positive Verhaltensweisen per Modelllernen von ihren Eltern übernehmen. Hierfür muss das übernommene Verhalten nicht einmal selbst verstärkt werden, es genügt, wenn das jeweilige Modell von der lernenden Person positiv bewertet wird. (Faller & Schowalter, 2016, S. 118). Den größten Anteil an der Entstehung häufiger chronischer Krankheiten machen verhaltensabhängige, modifizierbare Risikofaktoren aus (Faller, Reusch & Vogel, 2016, S. 339). Ein erhöhter Bauchumfang in Verbindung mit Übergewicht und unvorteilhaftem BMI, mehr als 150g rotes Fleisch täglich, sowie zu wenig Vollkornprodukte gelten als ernährungsbedingte Risikofaktoren für die Entstehung des T2DM. Diese und weitere Parameter fließen in den German Diabetes Risk Score ein (Schulze, 2007, S. 512). Zur Vermeidung von Krankheiten soll darauf geachtet werden, einen gesundheitsförderlichen Lebensstil anzunehmen und darüber hinaus risikohaftes Verhalten abzulegen (Faller et al., 2016, S. 255-256). Klassischerweise orientiert sich die Primärprävention wesentlich am Risikofaktorenmodell, indem sie zum Ziel hat, Risikofaktoren für bestimmte Krankheiten abzubauen. Vor allem die negative Orientierung bringt diesen Ansatz in die Kritik und gleichzeitig neue Ideen mit sich. So wird versucht, stattdessen Schutzfaktoren, wie beispielsweise eine gesunde Ernährung, zu finden, um die Gesundheit zu fördern sowie das Krankheitsrisiko zu verringern. Neben Selbstwirksamkeit und SOC besitzen im Rahmen der Gesundheitsförderung noch weitere Determinanten bedeutenden Einfluss. Gesundheitsbildung durch Informationen, Motivation und Schulung beeinflusst gesundheitsrelevante Verhaltensweisen positiv. Zu den dazu verwendeten Maßnahmen zählt unter anderem die Gesundheitserziehung, welche vor allem Wissen und Kompetenzen an Kinder und Jugendliche vermittelt. Im Rahmen der Gesundheitsaufklärung kommen zur Informationsvermittlung beispielsweise Broschüren zum Einsatz. (Faller, Vogel & Jelitte, 2016, S. 360-361).

Eine Stärkung der Gesundheit ist durch Verhaltens- und Verhältnisprävention erreichbar. Je größer dabei das SOC einer Person ist, desto größer ist die Wahrscheinlichkeit, dass diese sich auf den gesunden Pol des Gesundheits-Krankheits-Kontinuums zube-

wegt. Das SOC positiv zu beeinflussen, erweist sich somit als zentraler Aspekt der Gesundheitsförderung. Die Eltern als Leser der geplanten Broschüre verstehen, dass sie
Einfluss auf die Senkung der Gesundheitsrisiken ihrer Kinder haben. Diese Herausforderung wird durch die Ressource, welche das übermittelte Wissen darstellt, erfolgreich
gemeistert. Die Motivation, etwas für die Gesundheit des Nachwuchses zu tun, erscheint
sinnvoll. Ziel ist das Entstehen eines gesundheitsförderlichen Lebensstils mit Vermeidung eines Risikoverhaltens. Im Rahmen dieser Arbeit finden die größtenteils modifizierbaren Risikofaktoren für T2DM Beachtung. Viel mehr noch wird jedoch ein positiver Ansatz verfolgt, indem diesbezügliche Schutzfaktoren in den Fokus gerückt werden.
Neben Selbstwirksamkeitserwartung, SOC und Ernährungsverhalten spielen Gesundheitsbildung und –aufklärung eine große Rolle. Je mehr Wissen in den relevanten Bereichen, auch durch Modelllernen vermittelt wird und vor allem Anwendung findet,
desto erfolgreicher ist die Primärprävention. Die folgenden Unterkapitel beschäftigen
sich daher mit den Bereichen Verhaltensänderung, bedarfsgerechte Ernährung, Einfluss
des familiären Umfeldes, sowie abschließend geeigneten Möglichkeiten der Informationsvermittlung. All dies ist die Grundlage für die Entwicklung der Broschüre.

3.3 Primärprävention des Diabetes mellitus Typ 2

3.3.1 Grundlegendes zur Primärprävention

Die Belastung mit relevanten Risikofaktoren für die Entstehung von T2DM im Erwachsenenalter ist bereits in der Kindheit prägend. Somit müssen im Sinne der Primärprävention krankheitsverursachende Expositionen verringert und verursachende Umstände
verändert werden. Das kindliche Körpergewicht wird von vielerlei Faktoren wie der
Ernährung der Eltern, dem Ernährungswissen, der Lebensmittelauswahl, dem Zugang
zu Fertiggerichten oder dem Mittagessen in Schulen und KiTas beeinflusst (Zeeb,
Ahrens & Pigeot, 2011, S. 265). Adipositas ist das Ergebnis aus einem langfristig an-
dauernden Ungleichgewicht zwischen Energieaufnahme und -verbrauch. Innere und
äußere Faktoren haben gleichermaßen Einfluss auf individuelle Verhaltensweisen, welche wiederum die Ernährung und somit das Körpergewicht mitbestimmen. Die Förderung gesundheitsbezogener Bildungsmaßnahmen gilt als aussichtsreiche Präventions-
maßnahme, wobei die praktische Umsetzbarkeit des Erlernten berücksichtigt werden
sollte. So wird durch Verhältnisprävention zusätzlich eine Verbesserung äußerer Determinanten, beispielsweise des Ernährungsverhaltens, angestrebt. Daher liegt ein beson-

deres Augenmerk auf öffentlichen Einrichtungen wie Kindergärten, KiTas oder Schulen, um unter anderem das Ernährungsangebot gesundheitsförderlich auszubauen (Ried, 2008, S. 92-94). Den bisherigen Methoden zur Prävention und Behandlung von Übergewicht und Adipositas liegt ein hauptsächlich verhaltenstherapeutischer Ansatz zugrunde. Um durch Prävention eine gesunde Ernährung zu erreichen, ist es jedoch erforderlich, dass Eltern, Lehrer und Ernährungswissenschaftler gemeinsam Interventionen im Bereich des Lebensstils vornehmen (Müller, Reinehr & Hebebrand, 2006, S. 334-338).

3.3.2   Verhaltensprävention durch Vermittlung von Wissen

Kobel et al. (2014) zeigen, wie sich ein schulbasiertes Gesundheitsförderungsprogramm auf mit Übergewicht in Verbindung stehende Verhaltensweisen bei 6- bis 10-jährigen Kindern auswirkt. Unterrichtsmaterialien, unter anderem zu gesunder Ernährung, wurden in den Lehrplan eingebunden und vom Klassenlehrer übermittelt. Der Unterricht in der Kontrollgruppe fand wie gewohnt statt. Der Konsum von Softgetränken sank allgemein, jedoch deutlich in der Interventionsgruppe. Die Kinder in der Kontrollgruppe neigten dazu, öfter das Frühstück ausfallen zu lassen. Schon durch geringen Einsatz von lehrervermitteltem Wissen ließen sich positive Veränderungen im Gesundheitsverhalten von Kindern feststellen (Kobel et al., 2014).

Aus den Ergebnissen der Studie geht hervor, dass durch die Vermittlung gesundheitsbezogenen Wissens, vor allem auch unter Einbezug der Erziehungsberechtigten, eine Besserung des kindlichen Gesundheitsverhaltens in Bezug auf den Softdrinkkonsum sowie das Frühstücksverhalten erreichbar ist. Dies ist ausschlaggebend für die Primärprävention. Der Einsatz von Lehrkräften ist hinsichtlich des geplanten Ergebnisses dieser Arbeit nicht vorgesehen. Doch auch wenn das relevante Wissen von den Eltern, welche durch eine Broschüre informiert und dazu angeleitet werden, vermittelt wird, dann lernen die Kinder.

Ein weiteres schulbasiertes Programm zur Förderung eines gesundheitsorientierten Lebensstils wurde von Tarro et al. (2014) untersucht. Es basiert auf 8 gesundheitsrelevanten Zielen für Kinder im Alter zwischen 7 und 9 Jahren. Einbezogen wurden auch Eltern und Lehrer. Bildung mithilfe dafür entworfener Broschüren übermittelte einen gesunden Lebensstil, die Unterstützung eines gesunden Getränkekonsums, die Erhöhung des Hülsenfrucht-, Obst-, Gemüse-, Milchprodukt- und Fischverzehrs, die Verringerung der Aufnahme von Süßigkeiten und Gebäck mit dem gleichzeitigen Mehrverzehr an frischen Früchten und Nüssen, sowie die Verbesserung des Gesundheitsverhaltens innerhalb eines festgelegten Zeitplans. Der Unterricht bestand aus der Entwicklung von Aktivitäten in Verbindung zu gesundheitsförderlichen Verhaltensweisen durch Lebensmittelauswahl, Beurteilung der im Klassenzimmer verrichteten Tätigkeit, sowie für den Hausgebrauch entwickelten Handlungen. Es zeigte sich eine bemerkenswerte Verringerung der Adipositasprävalenz ausschließlich bei Jungen um 4,39 % innerhalb von drei Schuljahren (Tarro et al., 2014).

Ein Einsatz von Lehrkräften ist innerhalb der Zielsetzung dieser Arbeit nicht umsetzbar. Was jedoch bedeutsam für die geplante Broschüre ist, ist Bildung durch Wissensvermittlung. Je mehr dies durch die Vermittlung an die Eltern zum Einsatz kommt, desto gesünder ist der sich daraus entwickelnde Lebensstil. Als problematisch erweist sich hierbei lediglich der Geschlechtsunterschied.

Eine Pilotstudie mit dem Ziel der schulbasierten Primärprävention von Adipositas wurde von Kipping, Jago und Lawlor (2010) mit 9- bis 10-jährigen Kindern durchgeführt. In den Interventionsschulen fand Unterricht zum Lernen der Lebensmittelgruppen, zur Wichtigkeit der mindestens fünf täglichen Portionen Obst und Gemüse sowie des Frühstückens statt. Nach der Intervention waren die Quoten des Konsums von Obst und Gemüse sowie des Verzehrs gesunder Mengen an Snacks innerhalb der Interventionsgruppe höher. Um dies genauer zu überprüfen sind jedoch nach Meinung der Autoren längere Follow-Ups als 5 Monate nötig (Kipping et al., 2010).

Auch hier wird nochmals bestätigt, dass durch lehrervermittelte Bildung, zumindest über kürzere Zeit, das Ernährungsverhalten, als Teil der Verhaltensprävention, positiv beeinflusst wird. Diese ist ebenso auch durch eine Broschüre und die Erziehungsberechtigten vermittelbar. Kritisch ist hierbei die Unsicherheit hinsichtlich einer Langzeitwirkung.

3.3.3 Verhältnisprävention durch Einbezug der Eltern

Xu et al. (2015) untersuchten ein schulbasierten Lebensstil- und Verhaltensprogramm mit Viertklässlern. In der Interventionsgruppe wurden gesunde Ernährung, Unterstützung des Schulumfeldes, Familienbeteiligung mit Gesundheitsunterricht für Erziehungsberechtigte und unterhaltsame Programme vermittelt. Trotz des geringen Unterschiedes bezüglich des durchschnittlichen BMI und der Veränderungen des BMI nach der Intervention zwischen Kontroll- und Interventionsgruppe, konnten mehr Schüler, die der letzteren Gruppe angehörten, ihren BMI um mindestens 0,5 kg/m^2 senken. Verglichen mit den Kindern in der Kontrollgruppe senkten diese auch den Konsum von rotem Fleisch und steigerten ihr Bewusstsein für Risikofaktoren des Übergewichtes. Die Kinder wurden motiviert, sich eine gesunde Ernährungsweise anzugewöhnen (Xu et al., 2015).

Auch wenn sich die Verringerung des BMI durch die zuletzt beschriebene Intervention als gering zeigt, ist ein gesteigertes Risikobewusstsein erreichbar. Wenn Kinder die Unterstützung ihres Umfeldes erfahren, dann werden sie motiviert, ihr Verhalten zu ändern, was sich auch auf die Familie übertragen lässt. Ein gezieltes Ansprechen der Eltern ist in Bezug auf Präventionsmaßnahmen zielführend.

Die Vermittlung gesundheitsrelevanten Wissens, sowie die Einbeziehung des familiären Umfeldes verändern das Ernährungsverhalten von Kindern zum Positiven. Eben diese Tatsache ist unverzichtbar, wenn es um die Primärprävention von T2DM geht. Wenn die Vermittlung des relevanten Wissens allein über die Schulen und Kindergärten geschieht, dann bleibt das familiäre Umfeld zu weit im Hintergrund. Dieser Aspekt wird bei der im Rahmen dieser Arbeit geplanten Broschüre beachtet. Auf die relevanten Bildungsinhalte und die Rolle der Erziehungsberechtigten, wenn es um deren spielerische Weitergabe an die Kinder geht, wird später eingegangen.

3.4 Ernährungsweise und Gesundheit

3.4.1 Referenzwerte und Zusammensetzung einer gesunden Ernährung

Eine gesunde Ernährung von Beginn an zeigt sich als wesentlicher Bestandteil der Primärprävention. Einen wichtigen Beitrag zu Wachstum, Entwicklung, Leistungsfähigkeit, sowie lange erhaltener Gesundheit eines Menschen leistet die Umsetzung einer vollwertigen Ernährung. Referenzwerte zur Nährstoffzufuhr für gesunde Menschen, wie die D-A-CH-Werte, vereinfachen dies. Unter Beachtung präventiver Aspekte ist das Ziel, eine angemessene Zufuhr von Energie, Nährstoffen und Ballaststoffen gewährleisten zu können, um lebenswichtige physische Funktionen zu sichern, Nährstoffmängel zu vermeiden, Energieüberversorgung zu verhindern, oder chronischen Krankheiten vorzubeugen. Es wird ein bestimmter, für die Zufuhr relevanter und aus ernährungswissenschaftlicher Sicht logischer Bereich angegeben. Der Richtwert für die Energiezufuhr orientiert sich dabei am Grundumsatz und der körperlichen Aktivität als Mehrfaches des Grundumsatzes. Der Bedarf an Nährstoffen, Ballaststoffen, sowie sekundären Pflanzenstoffen kann durch eine abwechslungsreiche, vollwertige Ernährung, reich an pflanzlichen Lebensmitteln, prinzipiell gedeckt werden (Bechthold, 2009, S. 346-350).

Tabelle 1: Empfohlene tägliche Zufuhr ausgewählter Nährstoffe nach Alter. Aktuelle D-A-CH-Referenz-Werte (modifiziert nach Deutsche Gesellschaft für Ernährung, 2018)

Nährstoffe	2-3 Jahre	4-6 Jahre	7-9 Jahre	10-12 Jahre
Kohlenhydrate	≥ 50 % der Energie	≥ 50 % der Energie	≥ 50 % der Energie	≥ 50 % der Energie
Protein	14 g / Tag	18 g / Tag	26 g / Tag	Jungen: 37 g / Tag Mädchen: 38 g / Tag
Fett	30 – 40 % der Energie	30 – 35 % der Energie	30 – 35 % der Energie	30 – 35 % der Energie
Vitamin C	20 mg / Tag	30 mg / Tag	45 mg / Tag	65 mg / Tag
Calcium	600 mg / Tag	750 mg / Tag	900 mg / Tag	1100 mg / Tag
Magnesium	80 mg / Tag	120 mg / Tag	170 mg / Tag	Jungen: 230 mg / Tag Mädchen: 250 mg / Tag
Jod	100 µg / Tag	120 µg / Tag	140 µg / Tag	180 µg / Tag

Um herauszufinden, wie sich der Konsum der Lebensmittelgruppen Getreide, Gemüse, Früchte, Fleisch/Fisch und Eier, Milchprodukte sowie Lebensmittel mit geringer Nährstoffdichte auf das Übergewichtsrisiko auswirkt, untersuchten Matthews, Wien und Sabaté (2011) 1764 Kinder und Jugendliche mithilfe eines Fragebogens zum täglichen, wöchentlichen oder monatlichen Verzehr. Es zeigte sich, dass Kinder, welche häufig Getreide, Nüsse, Gemüse sowie Lebensmittel mit geringer Nährstoffdichte verzehren, weniger zu Übergewicht neigen, als jene, die viele Milchprodukte konsumieren. Daraus geht hervor, dass der regelmäßige Verzehr bestimmter pflanzlicher Lebensmittel Übergewicht bei Kindern vorbeugen könnte (Matthews et al., 2011). Newby (2009) geht vergleichend auf 14 Studien zur Verbindung von Obst- und Gemüsekonsum mit kindlichem Übergewicht ein. Darunter drei prospektive Studien, 10 Querschnittsstudien und eine Fall-Kontroll-Studie. Für die Altersgruppe von 2 bis 12 Jahren ergibt sich ein nichtsignifikanter Zusammenhang jeweils zwischen größeren Gemüseportionen und Übergewicht, täglichem Verzehr von Obst und Gemüse mit dem BMI, Verzehr von Salat und grünem Gemüse und Übergewicht, raffiniertem Getreide und durchschnittlichem BMI sowie Brot und Cerealien und Adipositas. Normalgewichtige Schüler verzehren jedoch mehr Obst und Gemüse als übergewichtige. Ein höherer Anteil der Kinder, welche we-

niger als drei Mal täglich verzehrfertige Cerealien zu sich nehmen, neigen zu Übergewicht. Vollkorn steht in einem umgekehrten Zusammenhang mit BMI und Taillenum-
fang. Newby lässt anmerken, dass die Rolle pflanzlicher Lebensmittel in der Prävention
kindlichen Übergewichts noch ungewiss ist (Newby, 2009).

Die Studienlage ist hinsichtlich Empfehlungen zu verzehrender Lebensmittel nicht ein-
deutig. Aus ethischen Gründen sind lediglich Studien unterer Evidenzklassen möglich.
Hinsichtlich der Broschüre erscheint ein Bezug auf eine an Referenzwerten orientierte
Ernährungsweise zur Aufrechterhaltung der Gesundheit sinnvoll.

3.4.2 Die Optimierte Mischkost als Ansatz zur Umsetzung einer gesunden Ernährung

Bei der Umsetzung einer Ernährung gesunder Kinder im Familienalltag kann das auf
Referenzwerten und Empfehlungen der Deutschen Gesellschaft für Ernährung (DGE)
basierende Konzept der Optimierten Mischkost (optimiX®) helfen. Es ist dazu konzi-
piert, den kindlichen Nährstoffbedarf zu decken und spätere ernährungsbedingte Krankheiten, wie T2DM, vorzubeugen. Dabei wird durch handlungsorientierte Empfehlungen
besonders Wert auf die gute Umsetzbarkeit gelegt (Kersting, 2003). Bekannte, landes-
typische Essvorlieben bleiben berücksichtigt und spezielle Lebensmittel sind nicht notwendig. Es werden verschiedene Altersgruppen unterschieden. Von den sogenannten
Empfohlenen Lebensmitteln werden 100% des Nährstoff-, jedoch nur 90% des Energie-
bedarfs, welcher je nach Alter und Aktivitätsgrad sehr unterschiedlich sein kann, gedeckt. So bleibt Spielraum für die Geduldeten Lebensmittel. Die drei abgeleiteten Regeln, reichlich Getränke und pflanzliche Lebensmittel, mäßig tierische Lebensmittel
sowie sparsam fett- und zuckerreiche Lebensmittel zu verzehren, sind auch für Kinder
einfach zu merken. Geplant sind drei Hauptmahlzeiten und zwei Zwischenmahlzeiten
am Tag, jeweils begleitet von Rohkost sowie einem energiefreien Getränk (Alexy,
Clausen & Kersting, 2008, S. 168-177).

Tabelle 2: Empfehlung für Lebensmittelverzehrsmengen nach Alter anhand optimiX® (modifiziert nach Alexy, Clausen & Kersting, 2008, S. 171)

Alter (Jahre)		2-3	4-6	7-9	10-12	% der Gesamter-nährung
tägliche Gesamtenergie (kcal)		1100	1450	1800	2150	
Empfohlene Lebensmittel ≥ 90 % der Gesamtenergie						
reichlich:						
Getränke	ml / Tag	700	800	900	1000	38,5
Gemüse	g / Tag	150	200	220	250	10,0
Obst	g / Tag	150	200	220	250	10,0
Kartoffeln, Nudeln, Reis,	g / Tag	140	180	220	270	11,2
Brot, Getreide (-flocken)	g / Tag	120	170	200	250	8,1
						∑77,8
mäßig:						
Milch (-produkte): 100 g Milch=15 g Schnittkäse/ 30 g Weichkäse	ml (g) / Tag	330	350	400	420	13,7
Fleisch, Wurst	g / Tag	35	40	50	60	1,9
Eier	Stk. / Woche	1-2	2	2	2-3	0,8
Fisch	g / Woche	35	50	75	90	0,4
						∑16,8
sparsam:						
Öl, Margarine, Butter	g / Tag	20	25	30	35	1,2
Geduldete Lebensmittel ≤ 10 % der Gesamtenergie						
Süßigkeiten/ Snacks (Eis, Schokolade, Chips, Fruchtgummi, Limonade, Fruchtsaftgetränke etc.)	max.kcal / Tag	110	150	180	220	3,5
						∑4,7

3.5 Ernährungsverhalten und Gesundheit

3.5.1 Der Stellenwert familiärer Esskultur und des Erziehungsstils

Die Familie gilt als Hort der Esskultur. Der Rückgang der Familienmahlzeiten wird jedoch als deren Niedergang angesehen, da diese mitverantwortlich für die Gesundheit sowie die körperliche und soziale Entwicklung der nachfolgenden Generationen sind. Esskultur umfasst hierbei alles, was mit dem Essen in Verbindung steht. Regeln für eine funktionierende Esskultur innerhalb der Familie beinhalten feste gemeinsame, an bestimmte Räume gekoppelte Essenszeiten, anlasstypische Gerichte, unverwechselbare Familienspeisen und Essstile, Mahlzeitenrhytmen, routinierte Tischsitten, Wertschätzungen sowie Normen und Strukturen als Voraussetzung für die Entstehung der familiären Esskultur, welche stets offen für Wandel sind (Methfessel, 2016).

Den Einfluss des Erziehungsstils auf das kindliche Essverhalten verdeutlichen Langer, Seburg, JaKa, Sherwood und Levy (2017) anhand bereits vorhandener Daten aus einer randomisierten Kontrollstudie von Sherwood et al. (2013) zur Prävention von Übergewicht im Kindesalter an Familien mit 5- bis 10-jährigen Kindern mit einem BMI zwischen der siebzigsten und neunzigsten Perzentile. Die Eltern wurden bezüglich ihres Erziehungsstils entweder als autoritativ, autoritär oder tolerant eingestuft. Es konnte gezeigt werden, dass je toleranter der Erziehungsstil war, desto weniger Obst und Gemüse aßen die Kinder. Je mehr die Eltern kontrollierten, desto weniger zuckergesüßte Getränke konsumierten die Kinder (Langer et al., 2017).

Der elterliche Erziehungsstil besitzt einen großen Einfluss auf das gesundheitsrelevante Ernährungsverhalten von Kindern. Wenn mehr beobachtet und weniger nachgegeben wird, dann konsumieren Kinder mehr Obst und Gemüse sowie weniger gesüßte Getränke. Je mehr die Eltern dies beachten, desto gesünder ist das Ernährungsverhalten ihrer Kinder. Die Schwierigkeit wird eher in der Tatsache gesehen, dass ein Eingriff in den Erziehungsstil hier zu weit führt.

3.5.2 Der Stellenwert gemeinsamer Mahlzeiten und Speisenzubereitung

Die Abwesenheit von Familienmitgliedern am Esstisch verursacht eine Desinstitutionalisierung des Ernährungsumfeldes. Das Fehlen gemeinsamer Mahlzeiten führt so zur Vergesellschaftung der Ernährung und zum Kontrollverlust der Eltern über das kindliche Essverhalten (Zwick, 2011, S. 78-79). Die gemeinsame Mahlzeit gilt überwiegend als Treffpunkt und Kommunikationsanlass, wobei dies aus gesellschaftlichen Gründen immer schwieriger wird. Kinder übernehmen durch Erziehung und Bildung Regeln und Normen, wodurch eine Kultivierung des Essens stattfindet. Je größer die Vielfalt der im Verlauf des Aufwachsens des Kindes dargebotenen Aromen, desto besser die Grundlage für das spätere Ernährungsverhalten. Hierfür gilt es einige Regeln zu beachten. Neues, positiv von genussfreudigen und offenen Vorbildern näher gebracht, sollte ohne jeglichen Druck mehrmals probiert werden können, bevor es fester Bestandteil des gemeinsamen Familienessens wird. Positive Emotionen unterstützen den Vorgang ebenso wie eine gute Beziehung zu den Personen am Tisch. Kinder können so mit Spaß lernen, dass gesundes Essen und guter Geschmack keineswegs Gegenteile darstellen. Wichtig sind darüber hinaus die Achtung vor den Lebensmitteln sowie die Herstellung einer Beziehung dazu. Dies kann über Informationen und Handlungen geschehen, welche deren Herkunft und Zubereitung einbeziehen. Bei gemeinsamem Essen in Ruhe und Gemeinschaft finden sowohl Genuss als auch Kommunikation ihren Platz, wodurch das Essen mit positiven Emotionen verknüpft werden kann. Streit, Diskussionen unangenehmer Themen und ähnliches sollten dabei vermieden werden, um das Essen nicht negativ zu behaften. All dies gilt für Familien ebenso wie für Bildungsinstitutionen, in denen die Kinder mittlerweile viel Zeit verbringen (Methfessel, 2016).

Welchen Einfluss die Familie auf das kindliche Essverhalten besitzt, zeigen auch Flattum et al. (2015). Familien mit Kindern im Alter von 8 bis 12 Jahren besuchten gemeinsam eine Gruppensitzung zur Erhöhung der Selbstwirksamkeit und Steigerung der Erwartungen bezüglich positiver Ergebnisse. Eine Erweiterung elterlicher Fähigkeiten geschah durch Ernährungsbildung, Verkostung saisonaler Obst- und Gemüsesorten, gemeinsamem Kochen und Essen mit Beachtung angemessener Portionsgrößen. Dazu erhielt jede Familie ein Begleitheft mit Sitzungsthemen und Rezepten. Um eine Verhaltensveränderung zu gewährleisten, wurden die Ziele öfter gesundes Essen mit der Familie zu planen, gemeinsam zu essen und zu Hause verfügbares Essen gesünder zu machen, gesetzt. Den Kindern wurde das Wissen auf spielerische Weise nahegebracht. Über 2 Drittel der teilnehmenden Kinder berichteten, ihre Bereitschaft neue Lebensmittel auszuprobieren sowie mehr Obst, Gemüse und gesündere Snacks zu verzehren, sei gestiegen. Es zeigt sich dass das Interventionsprogramm eine gute Möglichkeit bietet, Mahlzeiten in Gemeinschaft und gesündere Ernährung in Familien zu fördern. Im Vergleich zu den Familien in der Kontrollgruppe war die Motivation, an gesundem und gemeinsamem Essen teilzunehmen, höher (Flattum et al., 2015).

Die Durchführung von Sitzungen ist hinsichtlich der Zielsetzung dieser Arbeit nicht umsetzbar. Die Inhalte letztgenannter sind jedoch auf die geplante Broschüre übertragbar. Je mehr in den Familien zum Probieren neuer, saisonaler Lebensmittel und gemeinsamem Kochen motiviert wird, desto leichter geschieht die Umsetzung eines gesunden Essverhaltens innerhalb des häuslichen Umfeldes. Dies ist einer der durch die Broschüre zu vermittelnden Aspekte.

Anhand eines Ernährungsbildungsprogramms für Viertklässler liefern Cunningham-Sabo und Lohse (2013) einen weiteren Beweis dafür, dass Kinder in das Kochgeschehen mit einbezogen werden sollten. Die von den Schülern in 3 Kochkursen gekochten und probierten Gerichte boten die Chance, eine möglichst große Geschmacksvielfalt zu erfahren. Zu Beginn der Studie war hinsichtlich der Vorliebe für Obst kein Unterschied zwischen den Gruppen festzustellen. Diese stieg in der Interventionsgruppe deutlich.

Noch deutlichere Effekte waren in Bezug auf die Gemüsepräferenzen zu verzeichnen. Durch die Intervention verbesserten sich die Einstellungen der Grundschüler gegenüber den Lebensmitteln und dem Kochen, sowie die Selbstwirksamkeit (Cunningham-Sabo & Lohse, 2013).

Je mehr Kinder auch zu Hause am Kochgeschehen und Probieren teilhaben können, desto größer ist die Chance deren Selbstwirksamkeit und Lebensmittelpräferenzen positiv beeinflussen, was die Berücksichtigung einer Förderung des gemeinsamen Zubereitens von Speisen zu Hause hinsichtlich der Broschürenerstellung nochmals bekräftigt. Zwar wurde die Intervention in der Schule durchgeführt, jedoch lassen sich die Erkenntnisse ebenso auf Haushalte übertragen.

3.5.3 Der Umgang mit kritischen Lebensmitteln

Die Vorliebe für Süßes und Fettiges ist angeboren, was sich bei der Verführungskraft der heutigen Ernährungsbedingungen, sowie des Überangebots an ungesunden Speisen, negativ auf das Essverhalten und die Gesundheit auswirken kann. Damit Kinder ihre Nahrungsmittel selbst frei auswählen können, sollten nur solche mit gesundheitsfördernden Eigenschaften zur Verfügung stehen (Methfessel, 2016). Kinder spüren zwar von Klein auf, worauf sie Lust haben, jedoch fehlt es für die Einschätzung, was längerfristig gut für sie ist, an der nötigen Erfahrung. Den Erziehungsberechtigten kommt also die Aufgabe zu, zu bestimmen wann, was und wo gegessen wird. Dabei sollten die Kinder die Möglichkeit erhalten, eigenständig ohne jeglichen Druck in lockerer und ermutigender Atmosphäre ihren Appetit zu erkunden. Das Essen darf niemals als Belohnung oder Bestrafung fungieren. Daher sollte vermieden werden, das Dessert an das Aufessen der Hauptmahlzeit zu koppeln. Außerdem dient es lediglich der Befriedigung des Wunsches nach Süßem, niemals dem Stillen des Hungers. Speisen, die zu zucker- oder fettreich sind, sollten in einem Maße eingeschränkt werden, welches noch kein Verbot darstellt, da verbotene Lebensmittel umso attraktiver sind und zudem Schuldgefühle bei dem Essenden auslösen (Ryz, 2016, S. 22-23). Sinnvoll ist es, unerwünschtes, wie Süßigkeiten oder Limonaden, schlichtweg nicht im Haushalt verfügbar zu haben und stattdessen erwünschte Lebensmittel, wie frisches Obst und Gemüse, verlockend und mundgerecht bereitzustellen. Wichtig ist auch, Alternativen zum Trostessen zu finden und eine Feierlichkeit nicht ausschließlich mit einem üppigen, ungesunden Mahl in Verbindung zu bringen. Dies erfordert eine Handlungsweise, welche das Essen nicht als ausschlaggebenden Teil der Feier ansieht, sondern in den Hintergrund rückt. Ebenso eine, welche Essen nicht komplett als Trost ablehnt, sondern es stattdessen nur als ein kleines Segment des Trostes beibehält (Methfessel).

Sichieri, Trotte, de Souza und Veiga (2008) untersuchten, wie sich ein Unterrichtsprogramm, mit dem Ziel den Konsum gesüßter Getränke zu senken, auf die Prävention exzessiver Gewichtszunahme von 9- bis 12-jährigen Kindern auswirkt. Einfache Nachrichten in gedruckter Form zielten darauf ab, Wasser statt gesüßter Getränke zu trinken. Um an die Senkung des Konsums gesüßter Getränke zu erinnern, erhielten Eltern Flyer und Kühlschrankmagnete. Die Kontrollgruppe erhielt lediglich eine Informationsveranstaltung mit Ausgabe gedruckter Empfehlungen. Zum Ende des Versuchs war ein Anstieg in Gewicht und BMI in beiden Gruppen zu verzeichnen. Ebenso wie der, in der Interventionsgruppe jedoch 4 Mal größere, Rückgang des Konsums gesüßter Getränke. Negative Ergebnisse bezüglich der Gewichtsentwicklung werden auf eine mangelhafte Involvierung der Familien und die kurze Interventionsdauer zurückgeführt (Sichieri et al., 2008).

Je mehr das Bewusstsein für die Thematik geschärft wird, desto wahrscheinlicher wird die Umsetzung eines gesundheitsförderlichen Lebensstils hinsichtlich des Umgangs mit kritischen Lebensmitteln, wie hier beispielsweise gesüßten Getränken. Bloße Erinnerung an die Eltern in Verbindung mit Unterricht für die Kinder ist dabei nicht ausreichend, was für die Unterstützung bei der Umsetzung der vermittelten Inhalte zu Hause spricht.

Wie ein anderes schulbasiertes Bildungsprogramm, in diesem Falle ausschließlich zur Reduktion kohlensäurehaltiger und gesüßter Getränke, exzessive Gewichtszunahme bei 7- bis 11-jährigen Kindern vorbeugen kann, zeigen James, Thomas, Cavan und Kerr (2004). Hauptbestandteil des Versuchs war, unter gleichzeitiger Bejahung einer ausgeglichenen, gesunden Ernährung, vom Konsum kohlensäurehaltiger Getränke abzuhalten. Zur Intervention gehörten unter anderem Trinktagebücher, Wissen in einfachen und unkomplizierten Botschaften sowie kreatives Arbeiten zum Thema. Ein gutes Gesundheitsverhältnis und das Wassertrinken wurden gefördert. Die Süße natürlicher Lebensmittel wurde durch Probieren von Obst nahegebracht. Es war eine Verringerung des Konsums gesüßter kohlensäurehaltiger Getränke innerhalb der Interventionsgruppe zu erkennen, wobei der prozentuale Durchschnittswert von übergewichtigen und adipösen Kindern in der Kontrollgruppe um 7,5 % stieg, in der Interventionsgruppe jedoch um 0,2 % sank (James et al., 2004).

Ein Unterrichtsprogramm ist in Bezug auf das geplante Ergebnis dieser Arbeit nicht umzusetzen. Um den eben beschriebenen Erfolg jedoch im Rahmen der Zielsetzung dieser Arbeit in den Familienalltag zu übertragen sowie dort nachhaltig zu festigen, kommt den Eltern die Aufgabe zu, ihren Kindern einfache Botschaften und ein gutes Gesundheitsverständnis auf spielerische Weise zu vermitteln. Tagebücher und kreative Beschäftigungen unterstützen dabei.

Wieder bestätigt sich die bedeutende Position der Erziehungsberechtigten innerhalb der, möglichst früh stattfindenden, Primärprävention von T2DM für deren Kinder. Die Eltern besitzen ebenso Einfluss auf das Ess- wie auch Trinkverhalten ihrer Kinder. Nicht nur ein gemeinsames Zubereiten und Verzehren der Mahlzeiten stellen sich als wichtig heraus. Auch die Auswirkungen bestimmter Erziehungsstile, welche in der geplanten Broschüre nur kurz erwähnt werden, sowie praktische Regeln und die Aufgabe der Eltern als Übermittler einfacher Botschaften sind von Bedeutung. Eine alleinige Erinnerung an die den Kindern vermittelten Inhalte ist daher nicht ausreichend, da sich Wissen und Motivation der Eltern als wichtige Größen hinsichtlich des Gesundheitsverhaltens erweisen. Im Rahmen der Zielsetzung dieser Arbeit wird daher vor allem auch auf das Schaffen von Bewusstsein in Bezug auf eben genannte Aspekte mithilfe von Saisonkalender, Rezept und Tagebüchern Wert gelegt.

3.6 Die Umsetzung einer Verhaltensänderung

3.6.1 Die Stufen der Verhaltensänderung im Transtheoretischen Modell

Beim TTM handelt es sich um das meist verbreitete Stufenmodell zur Verhaltensänderung (Faller, Reusch & Vogel, 2016, S. 337). Der eigentliche Schwerpunkt des Modells liegt in der Anwendung bei Suchtverhalten, es ist jedoch ebenso im Umgang mit anderen, gesundheitsgefährdenden problematischen Verhaltensweisen etabliert. Es ist unmöglich eine der 5 Stufen zu überspringen, jedoch auf vorhergehende Stufen zurückzufallen, um diese nochmals zu durchlaufen (Schumacher, 2001, S. 66-68). Mit der Absichtslosigkeit (Precontemplation), in der sich eine Person ihres problematischen Verhaltens noch gar nicht bewusst ist, beginnt der Prozess. Innerhalb der nächsten 6 Monate wird keine Verhaltensveränderung in Erwägung gezogen. Oft fehlt hierzu schlichtweg die Information über die Konsequenzen der problematischen Verhaltensweisen. In der zweiten Stufe (Contemplation) geschieht die Absichtsbildung, da sich nun mit dem

Problemverhalten beschäftigt wird. Charakteristisch ist an dieser Stelle die Überlegung, das Verhalten innerhalb der kommenden 6 Monate zu verändern. Es schließt sich die Phase der Vorbereitung (Preparation) an, wobei sich die Person entscheidet, ihr Verhalten in absehbarer Zeit, üblicherweise zum nächsten Monat, zu ändern. Darauf folgt die Phase der Handlung (Action), wobei das Verhalten offensichtlich verändert, sowie die neue Verhaltensweise erfolgreich bis zu 6 Monaten ausgeführt wird. Abschließend steht die Stufe der Aufrechterhaltung (Maintenance). Diese besagt, dass die neue Verhaltensweise erfolgreich bereits seit mindestens 6 Monaten bis zu 5 Jahren ausgeführt wird. Es gilt Rückfälle zu vermeiden, wobei das Beibehalten der Verhaltensänderung in der Stufe der Aufrechterhaltung immer sicherer ist (Prochaska & Velicer, 1997, S. 39). Bei der später ergänzten sechsten Stufe der Verhaltensänderung handelt es sich um die sogenannte Termination. Die Person, welche sich hier befindet, hat die problematische Verhaltensweise gänzlich abgelegt, sodass keine Gefahr mehr besteht, diese, sei die Versuchung noch so groß, wieder aufzunehmen (Maurischat, 2001, S. 12-14). Bei der Prävention von T2DM und Adipositas für Kinder kann das TTM den Rahmen für eine angestrebte Verhaltensänderung der Eltern bilden, da auf der Ebene der Familie geschickt Elemente der Gesundheitserziehung mit denen der gezielten Wissensübermittlung eingesetzt werden können. Hierbei kommt die Motivation zur Verhaltensänderung als zentrales Konzept des beschriebenen Modells zum Tragen (Zeeb et al., 2011, S. 267). In der Gesundheitsförderung wird Wert auf eine stufenspezifische Beratung gelegt. Hierbei bietet sich für die Stufe der Absichtslosigkeit, auf der sich die Eltern befinden, da sie nicht ahnen, welche Gefahren auf die Gesundheit ihres Kindes und auch auf die eigene lauern, die Informationsvermittlung an, welche das Problembewusstsein weckt (Faller, Reusch & Vogel, S. 342). Gerade die Bewusstseinsbildung ist wichtig, um es einer Person zu ermöglichen, von der Stufe der Absichtslosigkeit zur nächsten, der Absichtsbildung, zu gelangen (Prochaska & Velicer, 1997, S. 43).

Welchen Einfluss das TTM auf positive Veränderungen des Gesundheitsverhaltens hat, zeigt eine haushaltsbasierte Studie von Johnson et al. (2008). Die erwachsenen, übergewichtigen und adipösen Probanden erhielten per E-mail vier kurze individualisierte Berichte, welche stufenspezifisch auf TTM-Konstrukte zugeschnitten waren. Es wurden drei Verhaltensaspekte, auch in Bezug auf gesunde Ernährung, behandelt. Das Umsetzen einer gesunden Ernährungsweise war in der Interventionsgruppe höher als in der Kontrollgruppe. Ähnliche Entwicklungen waren hinsichtlich des Gewichtsverlustes zu verzeichnen. Auch die Wahrscheinlichkeit, eine andere Verhaltensweise umzusetzen, beziehungsweise beizubehalten, lag in der Interventionsgruppe höher. Darüber hinaus verbesserte sich der Gemüse- und Obstverzehr. Ein Vorteil ist die nachhaltige Wirksamkeit (Johnson et al., 2008).

Der Einsatz von E-mails ist unpassend in Bezug auf die geplante Zielsetzung. Was jedoch hieraus hervorgeht ist, dass eine Veränderung von Gesundheitsverhaltensweisen stufenspezifisches Vorgehen im Rahmen des TTM erfordert. Alle Eltern, welche aufgrund fehlenden Bewusstseins bezüglich gesundheitlicher Konsequenzen auf der Stufe der Absichtslosigkeit verharren, werden automatisch stufenspezifisch per Informationsgabe erreicht.

Ein weiterer interessanter Ansatz positiver Beeinflussung von Verhaltensänderungen stellt das Lesen von Erfahrungsberichten dar, welcher von Manuvinakurike, Velicer und Bickmore (2014) untersucht wurde. Es wurden Erfahrungsberichte auf Basis des TTM ausgewählt, um Probanden individuell den größtmöglichen Einfluss auf ihre Einstellungen gegenüber der Verhaltensänderung in Bezug auf Gewichtsabnahme zu ermöglichen. Von den durchschnittlich 35 Jahre alten Versuchspersonen befanden sich 65 % im Stadium der Absichtslosigkeit. Die Geschichten wurden zufällig oder stufenspezifisch ausgewählt, wobei diese entweder von einem animierten Gesprächspartner oder in Form eines Textes übermittelt wurden. Die passend ausgewählten Geschichten konnten, im Gegensatz zu den zufällig ausgewählten, einen signifikant größeren Anstieg der Selbstwirksamkeit bewirken. Die Probanden vergnügten und identifizierten sich mehr mit den selbstgelesenen. Die Gesundheitseinstellungen der Personen, welche die indizierten Berichte lesen, wurden positiv beeinflusst (Manuvinakurike et al., 2014).

Je besser der gelesene Bericht zu der individuellen Stufe passt, desto größer ist die entstandene Selbstwirksamkeit, auf welche noch genauer eingegangen wird. Selbstlesen unterstützt darüber hinaus das Vergnügen der Leser. Es bestätigt sich der Ansatz der Stufenspezifität, wobei ein solcher Bericht, welcher selbst gelesen wird und auf die Stufe der Absichtslosigkeit zugeschnitten ist, als relevant für die geplante Broschüre einzuschätzen ist. Dieser Ansatz stellt darüber hinaus eine Möglichkeit dar, die Zielgruppe Eltern mit möglichst wenig Aufwand zu erreichen.

3.6.2 Der Einsatz von Strategien zur Verhaltensänderung

Laut Michie, van Stralen und West (2011) beeinflussen die drei Bedingungen Fähigkeit, Motivation und Gelegenheit menschliche Verhaltensweisen. Um ein Verhaltensziel zu erreichen, sollten Verhaltensveränderungsinterventionen, die im Inneren einzelner Individuen, sowie in deren sozialen und physischem Umfeld herrschenden Bedingungen berücksichtigen und die folgenden Strategien beinhalten (Michie, van Stralen & West, 2011, S. 2-9).

Tabelle 3: Strategien zur Verhaltensänderung und deren Ziele (modifiziert nach Michie, van Stralen & West, 2011, S. 2-9)

Strategien	Ziele
Bildung	Steigerung von Wissen und Verständnis
Überzeugungskraft	Veranlassung positiver oder negativer Gefühle beziehungsweise Anstoß von Maßnahmen mithilfe von Kommunikation
Schaffen von Anreizen	Bildung von Erwartung einer Belohnung
Zwang	Bildung von Erwartung einer Bestrafung
Fortbildung	Vermitteln von Fähigkeiten
Restriktion	Benutzung von Regeln, um die anvisierte negative Verhaltensweisen zu reduzieren oder anvisierte positive Verhaltensweisen zu stärken
Umstrukturierung des Umfeldes	Verändern des physischen oder sozialen Kontextes
Modellbildung	Bieten eines nachzuahmenden oder anzustrebenden Vorbildes
Befähigung	Ausbau von Hilfsmitteln / Wegen oder Reduktion von Barrieren um Fähigkeiten und Gelegenheiten zu erhöhen
Kommunikation/ Marketing	Benutzung von Medien
Richtlinien	Regeln oder Prinzipien von Verhalten und Gewohnheiten aufstellen

Um herauszufinden, ob telefonbasierte Interventionen für Eltern zu einer Erhöhung des kindlichen Obst- und Gemüsekonsums führen können, untersuchten Wyse et al. (2012) Eltern von 3- bis 5-jährigen Kindern. Sie erhielten Anrufe und Informationen, wie ein Begleitheft, Essensplaner oder Kochbücher wobei auf Verhaltensveränderungstechniken zurückgegriffen wurde. Der Inhalt der Anrufe bezog sich vor allem auf die Steigerung der Obst- und Gemüseverfügbarkeit im Haus, die elterliche Vorbildfunktion in Bezug auf den Verzehr dieser Lebensmittel, sowie hilfreiche Essensregeln, beispielsweise den Fernseher beim Essen abzuschalten. Eltern, welche regelmäßig vor ihren Kindern Obst und Gemüse verzehrten, wurden dafür gelobt, und ermutigt die Verhaltensweise aufrecht zu erhalten. Eltern, welche nicht bereits so handelten, wurde die Möglichkeit gegeben, dies als Ziel zu setzen, wobei sie dabei mit Strategien unterstützt wurden, dieses auch zu erreichen. Eltern der Kontrollgruppe erhielten lediglich den Australian Guide to

Healthy Eating, eine 22-seitige Broschüre zur Darstellung von Ernährungsrichtlinien und Wegen diese zu erreichen. Die Ergebnisse zeigen einen signifikant höheren Obst- und Gemüseverzehr in der Interventionsgruppe, sowohl nach 2 als auch nach 6 Monaten, vor allem wenn an allen Telefongesprächen teilgenommen wurde (Wyse et al., 2012). Die Langzeitwirkung der soeben beschriebenen Intervention wurde von Wolfenden et al. (2014) überprüft. Auch nach einem Jahr lag der Obst- und Gemüseverzehr der Kinder in der Interventionsgruppe über dem der Kontrollgruppe. Weitere sechs Monate später jedoch, war der Unterschied zwischen den beiden Gruppen nicht mehr signifikant (Wolfenden et al., 2014).

Die Intervention, welche Telefongespräche und gedruckte Informationen kombiniert, steigert den Gemüsekonsum zwar mehr als eine alleinige Informationsbroschüre, jedoch gleichen sich die Verzehrsmengen auf längere Zeit wieder. Durch die Telefongespräche ist kein zusätzlicher Nutzen zu dem einer alleinig eingesetzten Broschüre erreichbar. Diese Erkenntnisse weisen auf die Wirksamkeit einer alleinigen Gabe von Informationsmaterial, welches idealerweise zusätzlich Verhaltensveränderungstechniken berücksichtigt, hin. Sich Ziele zu setzen stellt jedoch ein wichtiges Detail dar.

Roberts-Gray et al. (2016) hatten zum Ziel, die für die kindliche Pausenverpflegung mitgegebenen Mengen von Obst, Gemüse und Vollkornprodukten mithilfe von Verhaltensänderungstechniken zu erhöhen. Eltern wurden Handouts und Newsletters mit Speiseplänen und Tipps zugesandt, um Wissen bezüglich Portionsgrößen und dem zur Verfügung Stellen von gesundem und ansprechendem Essen zu entwickeln oder zu verstärken. In den Klassen wurden die Kinder durch spielerisches Lernen angeregt, Gemüse, Vollkornprodukte und andere gesunde Lebensmittel für ihre Pausenmahlzeit zu wünschen, zu essen und zu genießen. Von den Lehrern wurde Rückmeldung und Lob an die Eltern gegeben. Zudem wurden sie aufgefordert zu Hause mit ihren Kindern über Lebensmittel zu reden und diese zur Verfügung zu stellen. Durch das Programm stieg die mitgegebene Menge an Gemüse und Vollkornprodukten innerhalb des Interventionszeitraums an. Die eingepackte Menge an Gemüse brach während der interventionsfreien Zeit ein. Innerhalb der Kontrollgruppe fanden diesbezüglich keine signifikanten Veränderungen statt. Die Eltern der Kinder in der Interventionsgruppe packten weniger Süßigkeiten in die Brotdosen, die Eltern der Kinder in der Kontrollgruppe hingegen mehr. Leider wurde durch den Mehrverzehr gesünderer Lebensmittel kaum der von ungesunden ersetzt. Laut der Autoren sind weitere Botschaften, Aktivitäten und Erinnerungen vonnöten. Eltern müssen wissen, was nicht in die Brotdose gehört und wie sie dem Druck widerstehen, ungesunde Lebensmittel einzupacken (Roberts-Gray et al., 2016). Neben Verhaltensänderungstechniken, Handouts und Newsletters für die Eltern unterstützt spielerisches Lernen für die Kinder den positiven Einfluss auf die Qualität der eingepackten Pausenmahlzeiten. Die Aufgabe der Eltern ist es, dies zu fördern. Je mehr die Eltern in Bezug auf darin enthaltene Aspekte belehrt und unterstützt werden, desto mehr Gemüse und Vollkornprodukte werden in die Dosen der Kinder gepackt. Wenn eine solche Übermittlung von Wissen für die Kinder durch die Eltern geschieht, welche per Broschüre informiert werden, dann hat dies ebenso einen Einfluss auf die kindliche Ernährung. Je mehr die Eltern auch bezüglich zu vermeidender Brotdoseninhalte informiert werden, desto gesünder ist die Pausenmahlzeit. Eine Rückmeldung der Lehrer lässt sich in dieser Hinsicht nicht verwirklichen, so bietet es sich für die Eltern an, sich für erreichte Ziele selbst zu belohnen. Ein weiteres Problem ergibt sich im Einbrechen der eingepackten Gemüsemenge in der interventionsfreien Zeit. Eine Lösung hierfür ist der gezielte Einsatz von Medien, auf den an späterer Stelle eingegangen wird.

3.6.3   Der Einfluss des sozialen Umfeldes

Zwei verschiedene verhaltensorientierte Ansätze zur Behandlung bereits bestehenden Übergewichtes bei Kindern im Alter von 2 bis 5 Jahren wurden von Stark et al. (2014) vergleichend untersucht. In der Interventionsgruppe fanden Sitzungen statt, welche abwechselnd jeweils innerhalb einer Klinik in Gruppen von geschulten Psychologen und individuell zu Hause abgehalten wurden. Die in der Klinik gelernten Themen wurden in den Familienalltag übertragen und vertieft, wobei ein Informationsblatt unterstützte. Es ging um lebensstilbezogene Verhaltensänderung, das Führen eines Ernährungstagebuchs und das Probieren verschiedener Gemüsesorten. Zudem wurde den Familien geholfen, sämtliche vorrätige hochkalorische, mikronährstoffarme Lebensmittel und Getränke zu erkennen und zu entfernen oder sie maßvoll zu genießen. Die Probanden in der rein Klinik-basierten Gruppe erhielten dieselben Lehrinhalte. Anstatt der Hausbesuche wurden die Eltern lediglich angeleitet, selbstständig hochkalorische Lebensmittel und Getränke aus ihrem Haushalt zu verbannen. Kinder in der Gruppe, welche zusätzlich zu Hause besucht wurde, zeigten einen signifikant größeren Rückgang des BMI. Auch in der Aufrechterhaltung der erreichten Verbesserungen schnitt die Gruppe mit Hausbesuchen besser ab. Ebenfalls konnte hier eine größere positive Veränderung des häuslichen Umfeldes in Bezug auf ungesunde Lebensmittel erreicht werden (Stark et al., 2014). Bezüglich der Zielsetzung dieser Arbeit sind die in der eben behandelten Studie zentralen Hausbesuche nicht relevant. Durch ein Einbeziehen der einzelnen Haushalte in die Intervention, wird jedoch die Reduktion des BMI durch verbessertes Ernährungsverhalten gewährleistet, was hingegen einen relevanten Aspekt darstellt. Wenn also das häusliche Umfeld mit einbezogen wird, dann ist ein Umsetzen des gelernten Wissens und ein Beibehalten neuer Verhaltensweisen wahrscheinlicher, als wenn dies nicht geschieht. Auch hier bestätigt sich der Einsatz von Tagebüchern.

Wijesuriya et al. (2017) untersuchten vergleichend zwei unterschiedlich intensive Programme zur Lebensstiländerung. Alle, der zwischen 5 und 40 Jahre alten Probanden mit vorhandenen Risikofaktoren für T2DM, erhielten dieselben Unterrichtsmaterialien durch Peer Educators entweder alle 3 Monate oder alle 12 Monate. Alle Teilnehmer wurden aufgefordert, größere Mengen von Lebensmitteln mit Einfachzucker, raffinierten Kohlenhydraten und gesättigten Fetten zu meiden sowie die Aufnahme natürlicher, ballaststoffreicher Lebensmittel, wie Vollkornprodukte, Hülsenfrüchte, Gemüse und Früchte, zu erhöhen. Die Bereitschaft der Teilnehmer zur Verhaltensänderung wurde überprüft und in der 3-monatig informierten Gruppe wurden zusätzlich, wenn nötig, deren Ziele überarbeitet und verstärkt. Im Zuge des Versuchs wurden neue Fälle beeinträchtigter Glukosetoleranz und T2DM signifikant reduziert, wobei die Erfolge in der intensiver betreuten Gruppe höher waren. Es konnte gezeigt werden, dass ein Konzept zur Lebensstilveränderung mit gegenseitiger Unterstützung durch Einbezug des sozialen Umfeldes, vor allem durch Gleichaltrige, mit dreimonatiger Informationsgabe zu einer signifikant niedrigeren Inzidenzrate für Anzeichen kardiometabolischer Endpunkte bei Personen mit T2DM-Risiko führt (Wijesuriya et al., 2017).

Je intensiver eine Betreuung zur Veränderung der Verhaltensweisen ausfällt und je öfter unter Einbezug Gleichaltriger mit der Thematik konfrontiert wird, desto größer ist der Einfluss auf die Prävention von T2DM. Dies ist durch eine Broschüre auf diesem Wege nicht zu erreichen. Wenn jedoch dadurch regelmäßige Belehrung durch das soziale Umfeld, in diesem Falle den Erziehungsberechtigten, vor dem Hintergrund des TTM gewährleistet wird, dann erhöht sich die Wahrscheinlichkeit der Beibehaltung neuer Verhaltensweisen auch durch Modelllernen. Es bleibt unklar, wie groß der, im Rahmen der Zielsetzung dieser Arbeit schwer umzusetzende Einfluss Gleichaltriger ist.

3.6.4 Der Einfluss der Selbstwirksamkeit

Beim Durchlaufen der Stadien des TTM sind Rückfälle möglich, die Selbstwirksamkeitserwartung wächst jedoch mit dem weiteren Fortschreiten (Faller, Reusch & Vogel, 2016, S. 337). Welche Wichtigkeit eben diese besitzt, geht aus Banduras Selbstwirksamkeitstheorie hervor, laut der sämtliche psychologische Prozesse dazu dienen, die persönliche Wirksamkeit zu formen und zu verstärken. Es hängt wesentlich vom Glauben an die eigenen Fähigkeiten ab, ob überhaupt versucht wird, mit gegebenen Situationen umzugehen. Die Bemühungen sind umso aktiver, je stärker die wahrgenommene Selbstwirksamkeit ist. Die Erwartungen daran entscheiden maßgeblich darüber, welche Tätigkeiten wie lange mit welchem Aufwand betrieben werden, um mit belastenden Situationen umzugehen. Modelllernen besitzt einen erwähnenswerten Einfluss auf Veränderungen der Selbstwirksamkeit. Einige besonders informative Elemente des Modells sind dessen Erfahrung, Alter, Sachverständnis und Ausdauer, dessen Ähnlichkeit zum Beobachter oder die Schwierigkeit der zu bewältigenden Aufgabe. Aus diesem Grund ist es umso wahrscheinlicher, dass sich die Selbstwirksamkeit verändert, je glaubwürdiger die Informationsquelle erscheint (Bandura, 1977, S. 193-202). Menschen verhalten sich oft suboptimal, obwohl ihnen sehr wohl bewusst ist, was sie tun. Fehlt es an Selbstwirksamkeit, tendieren sie dazu, ineffektiv zu handeln. Je höher die eigene Selbstwirksamkeit eingeschätzt wird, desto besser gelingt die Ausführung einer Leistung sowie die Aufrechterhaltung der Bemühungen bis zum Erfolg. Um sowohl Interesse, als auch Selbstwirksamkeit zu erhöhen, können Anreize zur Problemlösung dienen. Positive Anreize wie Wissen, Fähigkeiten und Erfolgserlebnisse fördern hierbei die Leistungsfähigkeit, da üblicherweise nicht der maximale Einsatz gezeigt wird, obwohl die erforderlichen Fähigkeiten gegeben wären. Die beste Möglichkeit, die Selbstmotivation aufzubauen und zu erhalten, ist erreichbare Zwischenziele zu setzen, welche die Selbstwahrnehmung der Effizienz fördern und zu einem großen Endziel führen. Da üblicherweise in Gemeinschaften gelebt wird, erfordern die anzugehenden Herausforderungen oft nachhaltige gemeinsame Bemühungen, um erwähnenswerte Veränderungen zu erreichen (Bandura, 1982, S. 122-145).

Nyberg et al. (2015) zeigen, wie effektiv ein elterliches Unterstützungsprogramm zur Vermittlung eines gesunden Lebensstils zur Prävention von Übergewicht und Adipositas auf 6-jährige wirkt. Das Programm bestand unter anderem aus Gesundheitsinformationen für die Eltern, Maßnahmen zur Erhöhung der Selbstwirksamkeit und Unterrichtsaktivitäten für die Kinder. Eine Broschüre mit Informationen über Ernährungspraktiken, gesunde Lebensmittel, gemeinsame Essenszeiten, Süßigkeiten und süße Getränke wurde zugesandt, um das elterliche Wissen über die Förderung des kindlichen Essverhaltens zu erweitern. Der Inhalt der Unterrichtsaktivitäten zielte auf das Wissen, die Einstellungen, Präferenzen und Vorbildfunktion der Eltern für gesundheitsförderliches Verhalten ab. Ein passendes Arbeitsheft diente zur Bearbeitung von Hausaufgaben, um den Unterrichtsinhalt zu diskutieren und ähnliche Handlungen zu Hause mit den Eltern durchzuführen. Zum Ende der Intervention lag die täglich verzehrte Gemüsemenge der Interventionsgruppe deutlich über der der Kontrollgruppe. Weitere 6 Monate später bestand diesbezüglich kein Unterschied mehr zwischen den beiden Gruppen, wobei der Mehrverzehr lediglich bei Jungen bestehen geblieben war (Nyberg et al., 2015).

Die Kombination von Unterricht für Kinder sowie zusätzliche gedruckte Informationen und die Verwendung von Motivierender Gesprächsführung für deren Eltern erhöht den Gemüsekonsum zumindest bei Mädchen nicht langfristig. Durch den daraus hervorgehenden Aufwand, welcher im Rahmen der Zielsetzung dieser Arbeit ohnehin nicht umsetzbar ist, entsteht keinerlei zusätzlicher Nutzen. Das Berücksichtigen der Stärkung der Selbstwirksamkeit sowie das Einbeziehen der Eltern zeigen jedoch im Hinblick auf die geplante Broschüre ihre Relevanz. Je mehr diese Aspekte auch hinsichtlich der Informationsgabe beachtet werden, desto eher verändert sich das kindliche Ernährungsverhalten zum Positiven.

Der Einsatz einer Broschüre gewährleistet unter anderem die Weitergabe von Informationen, wodurch Wissensvermittlung und so eine Beeinflussung des Umfeldes ermöglicht werden. Je mehr hierbei die einzelnen Haushalte sowie die Erkenntnisse und Techniken zur Umsetzung einer Verhaltensänderung berücksichtigt werden, desto wahrscheinlicher wird das Setzen und Erreichen neuer Verhaltensziele. Die Wichtigkeit des Einbezugs der familiären Umgebung sowie die geeignete Vermittlung von Informationen in der Prävention des T2DM kommen an dieser Stelle abermals zum Ausdruck. Für Kinder empfiehlt sich hierbei das Lernen am Modell und durch spielerische Aktivitäten. Die Umsetzung wird darüber hinaus von den Aspekten der Erinnerung, Stärkung der Selbstwirksamkeit, Beobachtung per Ess- und Trinktagebuch sowie Stufenspezifität im Rahmen des TTM zum Erreichen der Zielgruppe unterstützt.

3.7 Der Einsatz von Medien in der Primärprävention

3.7.1 Medienwissenschaft und Mediengestaltung

Eine erfolgreiche Broschüre zieht ihren Leser mit einem geeigneten Layout in ihren Bann, um das Ziel der Informationsübermittlung zu erreichen. Das Interesse wird quasi mittels einer Geschichte, welche über mehrere Seiten erzählt wird, gefesselt. Mitreißende Botschaften besitzen stets eine geeignete Abfolge, wobei auf der ersten Seite eine Frage aufgeworfen wird, welche auf den Folgeseiten Beantwortung findet (Taute, 2009, S. 39-45). Bezüglich des Formates wird meist auf möglichst minimalen Beschnitt nach dem Druck geachtet (beispielsweise 203 mm x 137 mm). Bilder erweisen sich als durchaus wichtig, da sie maßgeblich den visuellen Eindruck einer Gestaltung prägen, sowie dieser Spannung und Gefühle verleihen. Wie sie jedoch mit ihrem Betrachter kommunizieren, hängt im Wesentlichen von ihrer Präsentation ab. Bildelemente benötigen ausreichend Freiraum zur Entfaltung ihrer Wirkung (Ambrose & Harris, 2013, S. 70-168). Grund für die Aussagekraft von Bildern ist deren Fähigkeit, große Mengen an Informationen in anschaulicher, sowie übersichtlicher Weise übermitteln zu können, ohne ein Übermaß an kognitivem oder zeitlichem Aufwand einzufordern (Scholz, 2001, S. 46). Bilder unterstützen dabei, die Aufmerksamkeit des Publikums zu wecken und ermöglichen diesem einen emotionalen Zugang zu den schriftlich geschilderten Inhalten (Samara, 2007, S. 160). Für die schnelle Erfassung einer zu übermittelnden Kernbotschaft sollte sich diese auf der ersten Seite bestenfalls aus einer Kombination aus Bild und Headline zusammensetzen, da jene Gestaltungselemente am ehesten betrachtet werden (Schierl, 2001, S. 198-204). Ähnlich einem Bild besitzt auch Schrift eine visuelle Wirkung. Verschiedene Schriftarten werden in ihrer Größe unterschiedlich wahrgenommen, wobei sich für Texte in Zeitschriften in einer Schriftgröße von 9-14 Punkt am effektivsten und bequemsten lesen lassen. Dabei kann der Leser, unabhängig seines Alters und der gewählten Schriftgröße zwischen 50 und 80 Zeichen pro Zeile verarbeiten. Es können bis zu 2 Schriftfamilien pro Projekt eingesetzt werden, was den Kontrast erhöht. Durch den Winkel kursiver Schiften wird der Eindruck einer Handschrift vermittelt. Farbiger Druck kann die Bedeutung des Geschriebenen unterstreichen. Schließlich transportieren Farben psychologische Botschaften, welche imstande sind, den vermittelten Inhalt zu beeinflussen. Die Wirkung hängt dabei nicht nur von den Wellenlängen sondern auch vom kulturellen Hintergrund des Betrachters ab (Samara, S. 110-147).

Tabelle 4: Ausgewählte Farben und ihre Wirkungen (eigene Darstellung nach Samara, S. 110)

Farbe	Wirkung	Begründung
Blau	-wirkt beruhigend -vermittelt Gefühl von Sicherheit, Stabilität und Vertrauen	kurze Wellenlänge und Assoziation von Himmel und Meer
Grün	-Entspannung und Sicherheit	kurze Wellenlänge und Assoziation von Natur
Gelb	-fröhlich und belebend -stärkt Denk- und Erinnerungsvermögen	Assoziation mit der Sonne
Rot	-sehr auffällig -vermittelt Warnung	Ausschüttung von Adrenalin
Weiß	-kraftvoll -in der Nähe von Farbflächen größerer Aktivität ruhig und rein	Fehlen jeglicher Farbe
Schwarz, Grau	-neutral, würdevoll, autoritär	Assoziation mit dem Nichts

3.7.2 Medienwissenschaft und Medienpädagogik

Dass Medien eine Wirkung besitzen, ist seit jeher bekannt. Sie schaffen eine Orientierung und Handlungsgrundlage für individuelles und soziales Verhalten durch Information und Aufklärung (Hüther & Schorb, 2005, S. 122-127). Die übliche kindliche visuelle Orientierung kann besonders bei der Mediennutzung, also auch beim Einbeziehen der Kinder als Teil der Zielgruppe einer Informationsbroschüre, vorteilhaft zur Geltung kommen. (Nieding & Ohler, 2008, S. 382). Innerhalb einer Interaktion, die mit einem Medium stattfindet, kommt es zu einer Aneignung von Inhalten, welche vom Umfeld der mediennutzenden Person mitvermittelt wird. Dieser Prozess kann sowohl auf dem Wege geschehen, dass ein Kind dadurch lernt, dass ein Erwachsener mittels eines Mediums lehrt, als auch, dass die zu lernenden Inhalte direkt dem Medium entnommen werden (Schorb, 2011, S. 87-89). Die Benutzung von Medien für Lernvorgänge geht bis in die Anfänge der Menschheitsgeschichte zurück (Süss, Lampert & Wijnen, 2013, S. 25-145). Medien sind heutzutage beinahe allgegenwärtig und von Kindern in hohem Maße genutzt, da sie fast zu jeder Zeit an jedem Ort verfügbar sind. Bei Kindern können Medien Wirkungen im kognitiven Bereich erzielen, wobei Wissen, Bildung, Wertvorstellungen, Normen oder Meinungen beeinflusst werden. Die Folgen hängen mit der Art und des Umfangs der Mediennutzung zusammen, welche wiederum vom Umfeld der Kinder abhängen. So macht es einen großen Unterschied, ob das Kind das Medium allein oder gemeinsam mit seinen Eltern benutzt. Für Kinder sind Medien generell sehr attraktiv. Ein Medium gewinnt jedoch zusätzlich an Attraktivität und Wichtigkeit, je wichtiger einem Kind die damit umsetzbaren Bedürfnisse sind (Six & Gimmler, 2010,

S. 25-42). Comics begleiten Kinder oft vom Vorschulalter an bis in die Jugend und teilweise ins Erwachsenenalter (Dolle-Weinkauff, 2014, S. 457). Dem Comic kommt gerade in der Wissensvermittlung eine nicht zu vernachlässigende Rolle zu. Schließlich besteht durch dieses, dominant bildliche Medium die Möglichkeit, komplexe Sachverhalte vereinfacht darzustellen (Blank, 2010, S. 209). So hofft man auf Wissensvermittlung in erfolgversprechender und abwechslungsreicher Art mit Spannung, Emotionen, Dramatik und Ironie. Unter den vielfältigen Anwendungsbereichen der sogenannten Sachcomics findet sich auch die Sensibilisierung innerhalb von Präventionskampagnen (Hangartner, Keller & Oechslin, 2013, S. 7). Dazu ist wichtig, die richtige Zielgruppe auszuwählen. Sollen Nicht-Betroffene angesprochen werden, wie es im Rahmen einer primärpräventiven Maßnahme üblich ist, wird per Außenperspektive für ein Thema sensibilisiert und darüber informiert. Das Format Broschüre eignet sich gut für einen Sachcomic, wobei stets der erste Eindruck zählt, ob der Comic in die Hand genommen wird. Ein attraktives Cover und Figuren mit Persönlichkeit, welche imstande sind, einen bestimmten Typ zu repräsentieren, gelten als ausschlaggebend. Dahinter muss eine seriöse Recherche stehen, um die Richtigkeit der Fakten zu gewährleisten. Um die Glaubwürdigkeit der erzählten Geschichte zu garantieren, ist eine deutliche Unterscheidung von Fiktion und Wirklichkeit vonnöten, wobei authentisch wirkende Figuren gewählt werden. Zudem hängt die Glaubwürdigkeit von der gewählten Sprache ab, damit Bilder und Erzählung dem Gegenstand entsprechend und altersgemäß übereinstimmen. Je mehr sich der Leser mit den Comicfiguren identifizieren kann, desto attraktiver und spannender ist die Geschichte. Das Interesse an den Comicfiguren wird positiv beeinflusst, wenn diese dem Leser sympathisch oder ähnlich sind. Vor allem das Aussehen der Figuren gibt Informationen und Aufschluss darüber, wie diese bewertet, verglichen und interpretiert werden. Ein Sachcomic kann umso mehr Wirkung entfalten, je alltagsnaher er gestaltet ist, da dann die positiven Handlungsvorlagen der Figuren wirkungsvoller und besser in den Leseralltag übertragen werden können (Hangartner, Keller & Oechslin, 2012, S. 8-21). Im präventiven Comic beobachtet der Leser die Figuren, sieht die Konsequenzen, welche aus deren Verhalten resultieren und kann die Emotionen der Handelnden und die aus deren Umfeld hinterfragen. Dadurch ist es möglich, stellvertretend Erfahrungen zu sammeln, sowie daraus sogar Lehren zu ziehen. Um eine emotionale Bindung zu den Figuren aufbauen zu können, müssen deren Gefühle, Sprache, Verhalten und Wesen als echt empfunden werden (Hangartner et al., 2013, S. 201-206).

Der Frage, wie der zu geringe und schwer zu steigernde Gemüsekonsum bei Grundschulkindern erhöht werden kann, versuchen Hanks, Just und Brumberg (2016) zu beantworten. 12 Schulen wurden 4 Versuchsgruppen zugeteilt, wobei eine davon als Kontrollgruppe fungierte. In einer der Interventionsgruppen kamen Vinylbanner zum Einsatz, in einer weiteren Fernsehsegmente und in der dritten beide Medien. Inhalt waren comichafte Gemüsecharaktere, welche auf dem Banner aufgedruckt, die Salatbar in den Mensen zierten, oder auf Flachbildschirmen in deren Nähe zu sehen waren. Die gezeichneten Figuren, waren durch menschliche Attribute wie Gliedmaßen und Gesicht, sowie zusätzliche Superkräfte charakterisiert. Eine Darstellung der Banner befindet sich im Anhang (siehe Anhang 5). Als besonders bemerkenswert stellte sich zum Ende der Intervention die Zunahme der von den Schülern in den Interventionsgruppen aus der Salatbar entnommenen Gemüse- und Salatportionen im Vergleich zur Kontrollgruppe heraus (Hanks et al., 2016).

Auch wenn der Einbezug der Eltern an dieser Stelle vernachlässigt ist, wird durch den geschickten Einsatz von Marketingmitteln der Gemüsekonsum von Kindern erhöht. Je mehr diese mit der Zielgruppe sowie der zu vermittelnden Botschaft korrelieren, sowie darüber hinaus positive Eigenschaften aufweisen, desto mehr Wirkung zeigt deren Einsatz. Dies beweist in der eben beschriebenen Studie die Verwendung von comichaften Gemüsefiguren. Allerdings bleibt hier deren Einsatz als Banner und digitale Medien auf die Schulkantine beschränkt, was die Umsetzung der Verhaltensänderung zu Hause unbeachtet lässt. Durch die geplante Broschüre ist es möglich, den Ansatz zumindest in einem gewissen Rahmen in die einzelnen Haushalte zu übertragen.

Eine weitere visuell orientierte Lösungsmöglichkeit zur Erhöhung des Gemüsekonsums untersuchten de Droog, Buijzen und Valkenburg (2013) mit 4- bis 6-Jährigen. Innerhalb der Interventionsgruppen bekamen die Kinder Bilderbücher, welche den Verzehr von Karotten bewarben, vorgelesen. Dies geschah entweder auf interaktive oder passive Weise. Die Zeichnungen übermittelten die Botschaft, dass das Essen von Karotten fit und stark mache. Dafür wurden für die jeweils gleiche Ausführung der Geschichte mit einem Hase als produkt-kongruente Figur und einer Schildkröte als produkt-inkongruente Figur zwei verschiedene Charaktere verwendet. Eine Darstellung der Illustrationen befindet sich im Anhang (siehe Anhang 6). Den Kindern in den Interventionsgruppen wurden vom Erzähler während der interaktiven Sitzungen Fragen bezüglich der Geschichte und ihrer Charaktere gestellt. Der Konsum der Lebensmittel wurde anhand eines Verzehrversuchs überprüft, wobei den Kindern aller Gruppen die beworbenen Karotten, sowie nicht beworbene Gurken und ungesunde Snacks, zur Auswahl standen. Es wurde festgestellt, dass lediglich das gemeinsame, interaktive Lesen den Karottenkonsum der Kinder erhöhte und nicht die Kongruenz zwischen Figur und Produkt. Der Einfluss des Bilderbuches wurde durch das Stellen geschichtsbezogener Fragen im Rahmen der interaktiven Lesestunde verstärkt. Der beobachtete Einfluss auf den Verzehr von Karotten war nicht auf andere Gemüsesorten, wie Gurken übergegangen (de Droog et al., 2013).

Bilderbücher, welche den Verzehr von Karotten bewerben, verbessern das Essverhalten von Kindern unabhängig von den dargestellten Figuren. Je mehr die Beteiligung der Kinder am Vorlesegeschehen gefördert wird, desto größer ist der Einfluss der Geschichten. Die gewünschte Verstärkung der Wirkung geschieht durch die Involvierung der Kinder mit Fragen zu Geschichte und Charakteren. Je mehr Gemüse als Snack verzehrt wird, desto weniger essen die Kinder ungesunde Lebensmittel als Zwischenmahlzeit. Auch wenn der Einfluss lediglich bei der beworbenen Gemüsesorte beobachtbar ist, stellt sich durch das interaktive Vorlesen ein, hinsichtlich der geplanten Broschüre, einfach umsetzbarer Weg für Eltern dar, den Gemüsekonsum ihrer Kinder zugunsten eines geringeren Verzehrs ungesunder Snacks, zu steigern.

Ein Grundsatz der Primärprävention ist das Erreichen der Familien durch geeignete Medien. Je mehr die Kinder auf ihrer eigenen Wissensebene mit in die Thematik einbezogen werden, desto größer ist der positive Einfluss auf deren Lebensstil. Daraus ergeben sich vielversprechende Möglichkeiten der familienbezogenen Intervention zur Prävention eines T2DM als lebensstilbedingte Erkrankung. So ist durch die geplante Broschüre auch eine positive Beeinflussung des, sich in Bezug auf die Verhaltensveränderung im Rahmen des TTM als problematisch herausgestellten Gemüsekonsums zu erreichen.

4 Methodik

4.1 Forschungsdefizit und abgeleitete Forschungsfrage

Bisher existiert keine solche Broschüre ähnlich der im Rahmen dieser Arbeit entstandenen, welche die im vorangegangenen Kapitel dargestellten Wissensbereiche und Erkenntnisse vereint. Vor allem für die, an späterer Stelle definierte Zielgruppe scheint wenig Informationsmaterial bezüglich der Primärprävention des T2DM vorhanden zu sein. Ebenso ist keine Intervention bekannt, welche dieses Wissen mit wenig Aufwand möglichst flächendeckend in die einzelnen Haushalte bringt und darüber hinaus dessen Effizienz sowie Umsetzung untersucht.

Wie kann also überprüft werden, ob und wie die hier entstandene Broschüre tatsächlich Wirksamkeit zeigt?

4.2 Forschungsdesign und Vorgehensweise zur Zielerreichung

An dieser Stelle wird nun auf die systematische Vorgehensweise zur Erstellung der Broschüre eingegangen. Der Erkenntnisprozess verlief hierzu sowohl deduktiv als auch induktiv. Im Laufe des in den nachfolgenden Unterkapiteln beschriebenen Prozesses wurde die ganz zu Beginn niedergeschriebene Rohfassung immer wieder überarbeitet. Durch die vorhandenen zeitlichen Ressourcen, sowie die Bereitschaft des Veränderns der ursprünglichen Fassung, wurden erkannte Fehler und Unstimmigkeiten beseitigt. Das Manuskript wurde also mehrmals mit einem verbesserten Ansatz und zusätzlichen Erkenntnissen neu aufgesetzt, bis die Endfassung entstanden war. Bei diesem üblichen Vorgang ist es laut Töpfer (2012, S. 382-416) bedeutsam, Zeitplan, forschungsleitende Fragen, Zielsetzung und Ergebnisse stets im Blick zu behalten.

4.2.1 Themenfindung und Recherche

Am Beginn steht laut Töpfer (2012, S. 8) die Entscheidung für einen bestimmten Themenbereich. Dieser wurde durch den Einfluss des Umfeldes der Autorin dieser Arbeit sowie aktuellen Beobachtungen geprägt. Fälle von T2DM im näheren Familienumfeld weckten gleich die Aufmerksamkeit für die Thematik. Die Absicht der Autorin dieser Arbeit war von Beginn an, den Fokus auf die Primärprävention zu legen. Bei der Bearbeitung des Studienbriefes Ernährung III der Deutschen Hochschule für Prävention und Gesundheitsmanagement (DHfPG) wurde immer klarer, dass diese bereits im Kindesalter stattfinden muss. Der zunächst primär fokussierte Bereich der Ernährungsphysiologie wich relativ schnell dem der Ernährungspsychologie. Dies ergab sich aus den Überlegungen zur Zielsetzung sowie eigenen Erfahrungen. Die eingeschlagene Richtung festigte sich weiter durch die Ergebnisse der Literaturrecherche. Es wird ein erster, grober Überblick über die Literatur empfohlen (Töpfer, S. 369). Zunächst gilt es, den zu untersuchenden Bereich zu definieren, wobei erste Gedanken bereits für weiteres Nachdenken fixiert werden. Durch die Recherche grundlegender Informationen wird die Ist-Situation erkannt, woraus allmählich die Zielsetzung entsteht. Das zu lösende Problem wird durch den Abgleich zwischen Letzteren bestimmt. Es kristallisiert sich die Struktur des Untersuchungsdesigns heraus, welches die Frage beantwortet, was wie untersucht wird. Die Überlegungen zum Design beinhalten auch die Entstehung einer frühen Grobgliederung, welche üblicherweise in einer ersten Konzeption für die gesamte Arbeit mündet (Töpfer, S. 8-29). Notizen, wie Übersichtsblätter und Mindmaps, unterstützten die Autorin dieser Arbeit bei dem beschriebenen Vorgehen, sodass sich die Klassifikation anschloss. Diese hat laut Töpfer (S. 75) zum Ziel, auf präzise und eindeutige Weise abzugrenzen, welche Themenbereiche von vorn herein ein- beziehungsweise ausgeschlossen werden sollen. Ausgeschlossen wurden aus Zeit- und Übersichtlichkeitsgründen alle Themenbereiche, welche außer der Ernährung selbst sowie des Ess- beziehungsweise Trinkverhaltens einen Einfluss auf die Entstehung von T2DM besitzen. Dies waren die Genetik, die Bewegung, beziehungsweise Sport oder das Vermeiden sitzender Tätigkeiten. Seitens psychologischer Aspekte sollte das Stressmanagement, sowie die Motivierende Gesprächsführung, als für eine Broschüre ungeeignetes Verhaltensveränderungsverfahren, ausgeschlossen werden. Dennoch beinhalten manche der für diese Arbeit herangezogenen Studien trotzdem einzelne der ausgeschlossenen Themenbereiche lediglich als Teil der Intervention. Stattdessen wurde der Fokus von Beginn an auf das Salutogenesemodell mit relevanten Schutz- und Risikofaktoren, vor allem in Bezug auf Lebensstil und des Übergewicht, die Primärprävention mit ihren Bereichen Verhaltens- und Verhältnisprävention, Techniken zur Verhaltensänderung, das TTM und die Selbstwirksamkeit, ernährungsphysiologische Erkenntnisse, das Essverhalten mit wichtigen Regeln sowie den Stellenwert von Motivation und Wissensvermittlung durch, nicht zuletzt, die Erkenntnisse der Medienwissenschaften, gelegt. Üblicherweise wird im Anschluss eine vertiefende Literaturrecherche vorgenommen. Um diese so effektiv wie möglich zu gestalten, wird empfohlen die systematische- mit der Schneeballsuche zu kombinieren (Töpfer, S. 369).

Im Rahmen dieser Arbeit fanden beide Suchstrategien ihre Anwendung, wobei sich zweitere innerhalb der einzelnen Themen jeweils der systematischen Suche mit abgeleiteten Schlüsselwörtern anschloss. Dies war daraus gegeben, dass innerhalb der Literaturverzeichnisse der so gefundenen Publikationen weitere relevante Quellen ausfindig gemacht wurden. Mithilfe von Datenbanken und Suchmaschinen (PubMed, MetaGer, Google Scholar), sowie Onlinebibliotheken (Springer, Hogrefe, Thieme) und Bibliotheken (Hochschule für Gestaltung in Pforzheim) wurden unter Einsatz von Suchbegriffen zu den oben genannten Bereichen themenspezifische Literatur gesucht. Dabei wurde darauf geachtet, Primärliteratur heranzuziehen und randomisierte Kontrollstudien zu bevorzugen, welche nicht älter als 10 Jahre sind. Schließlich ist es von Beginn an wichtig, sich im Klaren zu sein, was gesucht werden soll (Töpfer, S. 369). Aus den erlangten Erkenntnissen werden laut Töpfer (S. 17-34) relevante Quellen eingegrenzt und eine Feingliederung unter Beachtung des roten Fadens erstellt. Wichtig ist hierbei der stets kritische Umgang mit der recherchierten Literatur sowie die mehrstufige Bewertung der Literaturquellen (Töpfer, S.369). In dieser Arbeit wurde so bezüglich der Informationsgabe zur Gewährleistung einer Verhaltensänderung für einen gesunden Lebensstil zur Vorbeugung von T2DM vorgegangen. Die Selektion der gefundenen Studien erfolgte durch Lesen und Auswerten der Volltexte, wobei die Zielsetzung dieser Arbeit im Blick blieb. Studien ohne Ergebnisse wurden ausgeschlossen. Das Forschungsdesign schließlich, entsteht im Laufe eines längeren, kreativen und ebenso kritischen Denk-, Strukturierungs- und Analyseprozess. Dieses gibt vorrangig Auskunft darüber, welche Details herausgearbeitet, erforscht und im Endeffekt miteinander vernetzt werden. Es ist hilfreich, hierzu ein empirisch abgesichertes Theoriegebäude, mit dem Ziel des Erkennens der Feinstruktur der Theorie durch ein Ableiten neuer Hypothesen, aufzustellen (Töpfer, S. 166-187). So fiel die Entscheidung, quasi durch den Prozess geleitet, für ein theoretisch-konzeptionell ausgerichtetes Forschungsdesign.

Anschließend gilt es Überlegungen anzustellen, wie Inhalte vernetzt werden und welche Beobachtungen gemacht werden können (Töpfer, S. 73-80). Eine Vernetzung ergab sich aufgrund des Wesens der in dieser Arbeit behandelten Themen in gewissem Rahmen quasi von selbst, da die Übergänge dazwischen teilweise fließend sind.

4.2.2 Analyse von Zielgruppe und Rahmenbedingungen

Um die geplante Broschüre wirkungsvoll gestalten zu können, war es wichtig, eine Zielgruppe festzulegen. Wie aus den gegenwärtigen Erkenntnissen hervorgeht, spielt das häusliche Umfeld eine sehr große Rolle (Bitzer, Walter, Linger & Schwartz, 2009; Methfessel, 2016; Stark et al., 2014; Tarro et al., 2014; Xu et al., 2015). Es wird folglich die gesamte Familie mit einbezogen, wobei den Kindern neues Wissen und neue Fähigkeiten übermittelt werden. Die primäre Zielgruppe stellen jedoch die Eltern dar, denn sie sind es, die maßgeblich das Umfeld bestimmen, in welchem ihre Kinder aufwachsen und sich Verhaltensweisen aneignen. Gerade, um Klarheit hinsichtlich der Zielgruppe und der Rahmenbedingungen zu schaffen, wurde das bereits in der Einleitung erwähnte Interview mit Tanja Zepf, der Leiterin der Johannes-KiTa in VS-Villingen, geführt und ausgewertet. Die daraus hervorgegangenen Erkenntnisse flossen daher in nicht unbedeutendem Maße mit in die im Folgenden dargestellten Überlegungen ein.

Tabelle 5: Allgemeine Daten und Informationen zur Hauptzielgruppe Eltern

Geschlecht	männlich und weiblich
Alter	hier nicht relevant
Einkommen	mindestens mittleres Einkommen
	-betrug 2016 bei Familien mit 2 Kindern unter 14 Jahren in Deutschland im Schnitt 3392€ netto monatlich (Wirtschafts- und Sozialwissenschaftliches Institut, 2018)
Bildungsstand	mindestens mittlerer Bildungsabschluss und abgeschlossene Berufsausbildung oder höher
Gesundheitszustand	hier nicht relevant
Motivationaler Hintergrund und Wissensstand	Es wird folgendes angenommen:
	-Verharren auf TTM-Stufe der Absichtslosigkeit
	-Problem ist weniger Unwissenheit hinsichtlich gesunder Ernährung, als das mangelnde Bewusstsein für die Konsequenzen sowie die Motivation zur Änderung
	-Annahme, dass der Einfluss sowie die Versorgung durch öffentliche Einrichtungen genügt
Ziele und Wünsche	Es wird folgendes angenommen:
	-Interesse an Gesundheitsthemen
	-glückliche und gesunde Kinder
	-Aufrechterhaltung der Gesundheit

Die Zielgruppe Eltern, vor allem deren Bildungsstand, hängt eng mit den Inhalten und der Gestaltung, auch bezüglich des Sprachstils der Broschüre, zusammen. Nicht, wie es in den niedrigeren Bildungsschichten der Fall ist, stellt das fehlende Wissen oder das fehlende Budget das Hauptproblem dar, sondern eher das mangelnde Konsequenzbewusstsein. Somit zeigt es sich als durchaus wichtig, neben dem relevanten, höchstwahrscheinlich weitgehend bekannten Basiswissen, welche Lebensmittel gesund sind, vor allem die Werkzeuge an die Hand zu legen, die die Eltern dazu befähigen, eben dieses Wissen erfolgreich umzusetzen sowie ihren Einfluss auf das kindliche Essverhalten positiv zu nutzen. Dass der Zielgruppe bekannt ist, dass Gemüse, im Gegensatz zu Süßigkeiten, eine gesundheitsförderliche Wirkung aufweist, wird an dieser Stelle angenommen. Doch ob auch bekannt ist, wie der Konsum der genannten Nahrungsmittel zu einem gesunden Maße hin verändert werden kann, ist zweifelhaft. Dies spricht für einen verhaltensorientierten Ansatz.

Tabelle 6: Allgemeine Daten und Informationen zu den Kindern der definierten Zielgruppe

Alter	2-12 Jahre
Geschlecht	männlich und weiblich
Gesundheitszustand	psychisch und physisch gesund
Bildungsstand	je nach Alter KiTa, Kindergarten, Grundschule, weiterführende Schule
Ziele und Wünsche der Kinder	Es wird folgendes angenommen: -Spaß -Genuss und Wohlgefühl -positive Körperwahrnehmung

Selbstverständlich werden auch die Kinder in der Broschüre berücksichtigt, da es schließlich um deren Gesunderhaltung geht. Für die Wirksamkeit der Art und Weise vermittelter Inhalte ist vor allem das Alter ausschlaggebend. Da die Altersspanne zwischen 2 und 12 Jahren eine sehr große ist, wird im Ergebnis dieser Arbeit Wert auf Inhalte für den jeweiligen Bereich von 2-4 Jahren, 4-6 Jahren und 6-12 Jahren gelegt. Hinsichtlich der Rahmenbedingungen bieten sich eben genannte Einrichtungen als Zentren der Verteilung der im Zuge dieser Arbeit entstandenen Broschüre an. So wird die anvisierte Zielgruppe in bestmöglichem Umfang erreicht. Es soll eine Konfrontation mit dem Thema an der passenden Stelle gewährleistet werden, woran sich die Übertragung in die einzelnen familiären Haushalte anschließt. In der Johannes-KiTa in VS-Villingen zeigt sich das Problem, dass das vorhandene Interesse der Eltern an gesundheitsbezogenen Themen, welche ihre Kinder betreffen, durchaus groß ist. Dieses bleibt jedoch auf den Alltag in öffentlichen Einrichtungen beschränkt, da hier mittlerweile viel Wert auf beispielsweise eine Versorgung mit gesunden Lebensmitteln gelegt wird. Laut Frau Zepfs Beobachtungen erweist sich der Stellenwert des Essens bei der anvisierten Zielgruppe als Problemfeld.

4.2.3   Auswahl und Verarbeitung der Erkenntnisse der Literaturrecherche

Bei der anschließend erfolgten Literaturauswertung wurden die Inhalte der Quellen hinterfragt, wobei die wichtigsten in die Darstellung des gegenwärtigen Kenntnisstandes einflossen. Im Anschluss erfolgten erste Überlegungen zum Aufstellen von Thesen zu den Studienergebnissen bezüglich der anvisierten Broschürenerstellung. Über die schrittweise Verbesserung deren inhaltlichen Gehaltes, sind Hypothesen mit eigenständigen Überlegungen zu entwickeln. Sie entstehen somit aus der Analyse von Ursache-Wirkungs-Beziehungen, welche nach den jeweiligen Kapiteln aus den Erkenntnissen erarbeitet werden. Dieser zentrale Aspekt hat zum Ziel, die Feinstruktur der Theorie

durch das Ableiten neuer Hypothesen ersichtlich zu machen. In diesem Rahmen wird
üblicherweise die sogenannte Kopfstandtechnik angewandt, welche gewährleistet, dass
die aufgestellten Hypothesen, aus einem anderen, eher negativen Blickwinkel betrachtet, nochmals überarbeitet werden (Töpfer, 2012, S. 178-385). So konnte in dieser Arbeit durch die beschriebene Vorgehensweise, praktisch durch das Betrachten der positiven sowie negativen Seite jeweils ein Fazit aus den aktuellen Forschungsergebnissen für
die zu erstellende Broschüre gezogen werden. Dabei fielen weitere Themenbereiche auf,
welche nicht auf das Konzept einer Broschüre übertragbar, jedoch auch nicht von vorn
herein ausgeschlossen waren. Miteinander vernetzt bilden die behandelten Themen das
Grundgerüst für das angestrebte Ziel. Die Frage, unter welchen Voraussetzungen und
mit welchen Gestaltungsmaßnahmen sich gewünschte Wirkungen erreichen lassen, ist
hierbei ausschlaggebend. Das Gestalungsdesign, welches sich aus Untersuchungs- und
Forschungsdesign ableitet, befasst sich mit der Frage, wie die gewonnenen Erkenntnisse
für die Praxis umgesetzt werden können (Töpfer, S. 73-149). Es zeigte sich, dass in die
Gestaltung der Broschüre die Art und Weise der Wissensübermittlung mit einfließen
würde. Hierzu gehörten sämtliche Erkenntnisse, welche sowohl das Verhalten der Eltern, wie auch das der Kinder betreffen. Ebenso wurde mit den Erkenntnissen der Medienwissenschaften vorgegangen. Das erworbene Wissen bildete die Grundlage für das
Aussehen und das Layout der Broschüre. Gefüllt wurde sie mit allem erlangten relevanten zu übermittelnden Wissen, vor allem in Bezug auf Essverhalten, Verhaltensmodifi-
kationen, die Wichtigkeit des familiären Umfeldes sowie die Ernährungsweise. Ebenso
wurden grundlegende Informationen beachtet, welche das Interesse der Eltern positiv
beeinflussen sowie ein Basiswissen in Bezug auf T2DM vermitteln. Zusätzlich flossen
Strategien mit ein, welche die Eltern bei der Umsetzung der Broschüreninhalte unterstützen. Bei den Überlegungen welche Erkenntnisse in das Ergebnis einfließen, blieb
stets die Orientierung an den Merkmalen der zuvor definierten Zielgruppe im Hinter-
kopf. Die Umsetzung des Wissens geschah vor diesem Hintergrund entweder offensichtlich in Text und Aktionen oder hintergründig durch Gestaltungsmerkmale beziehungsweise Methode zur Unterstützung einer Verhaltensänderung. Die nach jedem Ab-
schnitt erarbeiteten Hypothesen zu den wissenschaftlichen Erkenntnissen bildeten den
Pool an Informationen, aus welchem hierfür geschöpft wurde. Dabei war stets die Entscheidung ausschlaggebend, ob das jeweilige Ergebnis sich auf eine gedruckte Broschüre übertragen lässt und zum gewünschten Einfluss auf das Verhalten hinsichtlich der
erfolgreichen Primärprävention führt.

5 Ergebnisse

Die nachfolgend abgebildete Broschüre ist das Ergebnis dieser Arbeit. Sie ist darauf ausgelegt, innerhalb der Familie die Primärprävention des T2DM bei Kindern im Alter von 2 bis 12 Jahren durch Vermittlung gesunderhaltender Verhaltensweisen hinsichtlich der Ernährung zu gewährleisten. Die Erkenntnisse der recherchierten Literatur flossen in den Inhalt der Broschüre ein und bestimmen zudem deren Erscheinungsbild.

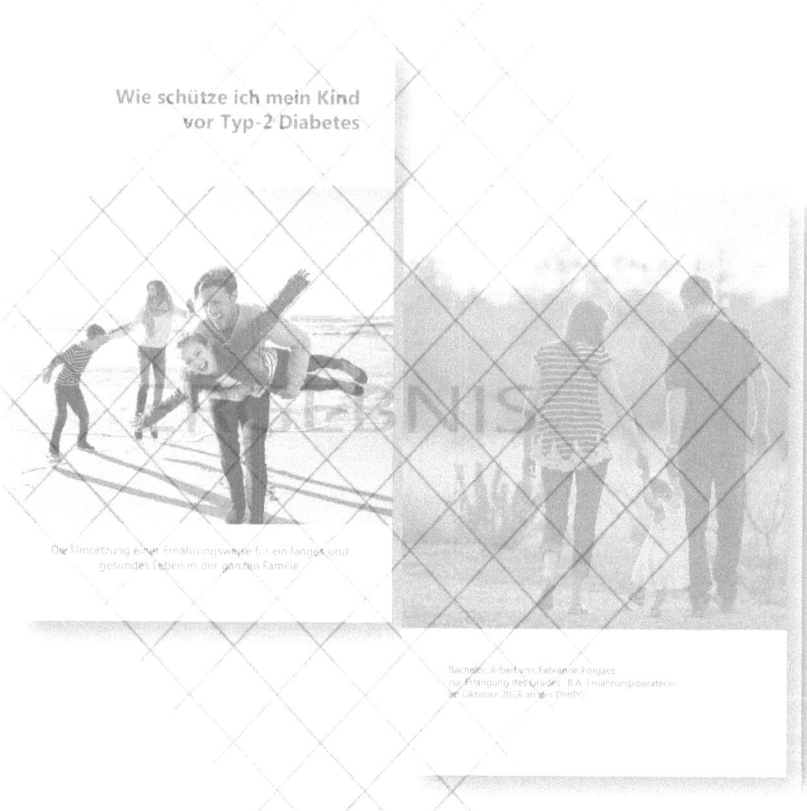

Inhalt

Kindergesundheit is(s)t Elternsache

Eine gesunde Ernährung ist von Anfang an ein wesentlicher Teil der erfolgreichen Prävention des Typ-2-Diabetes. Ihre Kinder benötigen dabei Ihre Unterstützung! Diese Broschüre ist für alle Familien mit gesunden Kindern im Alter von zwei bis zwölf Jahren. Nehmen Sie sich etwas Zeit sie zu lesen. Ihre Kinder werden es Ihnen danken.

Erfahrungsbericht eines 32-jährigen Vaters

„Ich fand es schrecklich zu sehen, wie mein Sohn sich meine schlechten Essgewohnheiten aneignete. Als 2-jähriger aß er Pommes in einem Fast-Food-Restaurant, weil er sah, wie ich mir so etwas in den Mund steckte. Ich habe in einem Gesundheitsmagazin gelesen, wie groß der Einfluss von schlechten Essgewohnheiten auf die Gesundheit und die Lebenserwartung ist. Das war beängstigend! Mein größter Wunsch ist es, meinem Nachwuchs ein möglichst langes, gesundes und glückliches Leben zu ermöglichen! Seither gehe ich auch viel bewusster an die Auswahl meiner Nahrungsmittel, da ich weiß, dass er einen Einfluss auf meinen Sohn hat. So tue ich uns beiden etwas Gutes, damit wir möglichst viel Zeit miteinander genießen können."

Wissenswertes zu Diabetes mellitus Typ 2

Die Entstehung eines Diabetes mellitus Typ 2 (im Volksmund Typ-2-Diabetes oder Altersdiabetes genannt) hängt eng mit dem Lebensstil zusammen, wobei die Ernährung eine Schlüsselrolle einnimmt.

Daten und Fakten

·Kombination aus Insulinresistenz der Muskelzellen und zu wenig Insulinausstoß der Bauchspeicheldrüse
·Oft liegt eine genetische Disposition vor
·Entwickelt sich normalerweise schleichend mit dem Alter
·Tritt jedoch zunehmend bei jüngeren Personen auf
·2008-2009 in NRW 233 neue Fälle des Typ-2-Diabetes bei 5-19 Jährigen
·Laut RKI konsumieren deutsche Kinder zu wenig pflanzliche Lebensmittel sowie zu viele fettreiche tierische Lebensmittel und Süßigkeiten oder Limonaden

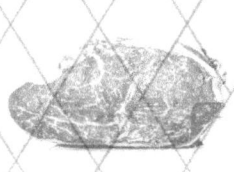

Gefahren und Folgeschäden

·Schädigungen der Blutgefäße mit Durchblutungsstörungen
·Herzinfarkt
·Koronare Herzkrankheit
·Nierenschäden bis zur Dialysepflichtigkeit
·Schlaganfall
·Netzhautschäden bis zur Erblindung
·Nervenstörungen bis zur Amputation (meist Füße)
·Sexualstörungen

Beispielhafte Risikofaktoren

·Verzehr von mehr als 150 g rotem Fleisch täglich
·Zu wenig Vollkornprodukte, stattdessen Weißmehl
·Erhöhter Bauchumfang
·Übergewicht mit zu hohem BMI

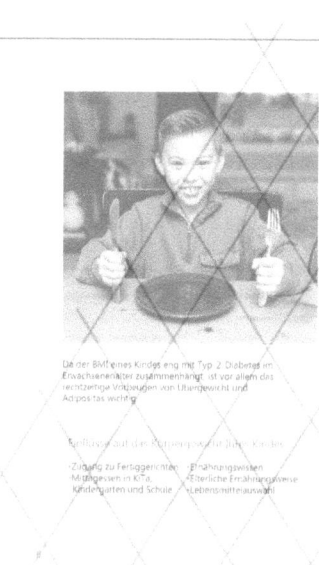

Da der BMI eines Kindes eng mit Typ-2-Diabetes im Erwachsenenalter zusammenhängt, ist vor allem das rechtzeitige Vorbeugen von Übergewicht und Adipositas wichtig.

Einfluss auf das Essverhalten Ihrer Kinder

- Zugang zu Fertiggerichten
- Mittagessen in KiTa, Kindergarten und Schule
- Ernährungswissen
- Elterliche Ernährungsweise
- Lebensmittelauswahl

Einfluss auf das Essverhalten

- Prägen sich zwischen dem 6. und 10. Lebensjahr
- Haben großen Einfluss auf die Prävention ernährungsbedingter Krankheiten
- Früh erlernte vorteilhafte Gewohnheiten festigen sich mit dem Alter

Ihre Aufgabe als Eltern besteht darin, Ihren Kindern eine glückliche, gesunde Zukunft dadurch zu ermöglichen, indem Sie ihnen jetzt gesundheitsförderliche positive Verhaltensweisen vorleben. Ihre Kinder werden diese durch Lernen am Vorbild von Ihnen übernehmen und so auch nebenbei, ohne Glauben an die eigenen Fähigkeiten erhöhen können.

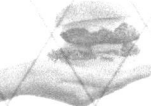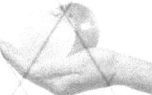

Diese Broschüre wird Sie dabei unterstützen. Denn dann finden Sie Tipps zu gesunden Essverhalten und gesunder Ernährung sowie Hilfen zu Zubereitung, Beschaffung, Kochen und Nährwertermittlung. All dies soll Ihnen die erfolgreiche Umsetzung einer gesunderhaltenden Ernährungsweise innerhalb Ihrer Familie ermöglichen. Die Inhalte beruhen dabei auf aktuellen wissenschaftlichen Erkenntnissen.

Wissenswertes zu gesundem Essverhalten

Die Familie gilt als der Hort der Esskultur. Regelmäßige gemeinsame Mahlzeiten sind sehr wichtig, unter anderem für die körperliche und soziale Entwicklung Ihrer Kinder.
Das Essen kann mit positiven Emotionen verknüpft werden, wenn es in Ruhe und Gemeinschaft genossen wird.

Die Ernährungsstil hat einen nicht zu unterschätzenden Einfluss auf das gesundheitsrelevante Ernährungsverhalten Ihrer Kinder. Wenn Eltern über beobachtend und weniger nachgiebig sind, kann bei den Kindern beispielsweise ein höherer Obst- und Gemüseverzehr und ein niedrigerer Konsum gesüßter Getränke festgesetzt werden.
Ihre Kinder sehen Sie auch in Sachen Ernährung als ihre Vorbilder. Mit folgenden Tipps schaffen Sie es, Ihrer Rolle gerecht zu werden.

Tipps für gemeinsame Mahlzeiten

- Feste gemeinsame, an bestimmte Räume gekoppelte Esssituationen
- Anlasstypische Gerichte
- Unverwechselbare Familienspeisen und Essstile
- Mahlzeitenrhythmen
- Tischsitten
- Werte, Normen und Strukturen
- Vermeidung von Streit und Diskussionen am Esstisch
- Positive Emotionen und gute Beziehungen am Tisch
- Keine Ablenkung, zum Beispiel durch Fernsehen

- Geduld sowie lockere und ermutigende Atmosphäre
  beim Ausprobieren neuer Geschmäcker
- Vermeidung von Druck
- Mehrmaliges Probierenlassen, bevor ein neues
  Lebensmittel in den Speiseplan integriert wird
- Sie selbst als positives und genussfreudiges Vorbild
- Achtung vor den Lebensmitteln und eine gute
  Beziehung dazu haben und vorleben
- Einbeziehen der Kinder in Beschaffung und
  Zubereitung der Lebensmittel

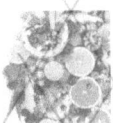

Die Erweiterung der
Geschmacksakzeptanz stellt
hinsichtlich der Vorbeugung
von Typ-2-Diabetes ein
wichtiges Erziehungsziel dar.
Je mehr Geschmacksvielfalt
Sie Ihrem Kind bieten,
desto besser ist die
Grundlage für das spätere
Ernährungsverhalten.

Wenn die Kinder am Kochgeschehen teilhaben dürfen,
verbessert sich neben den Lebensmittelpräferenzen zudem
die Überzeugung bezüglich ihrer Fähigkeiten.
Lassen Sie Ihre Kinder mit Spaß lernen, Vollkornprodukte
und Gemüse zu essen und zu genießen. Zeigen Sie ihnen
dabei, dass gesundes Essen und guter Geschmack zusammen
gehören und keine Gegenteile sind.

Die Vorliebe für süße und fettige Speisen ist angeboren, also
in einem gewissen Rahmen normal. Das Problem dabei ist das
heutige Überangebot an solchen Nahrungsmitteln.

Zwar spüren Ihre Kinder von klein auf, worauf sie Lust haben,
jedoch fehlt ihnen für die Einschätzung der gesundheitlichen
Konsequenzen die Erfahrung. So können negative
Auswirkungen auf das Essverhalten und die Gesundheit
entstehen. Sollten Sie jedoch Süßigkeiten verbieten, würden
diese noch attraktiver werden und Schuldgefühle auslösen.
Dazu folgende hilfreiche Tipps:

- Sie bestimmen was, wann und wo gegessen wird
- Bringen Sie Ihren Kindern die natürliche Süße
  (beispielsweise mit frischem Obst) nahe
- Essen ist weder eine Belohnung noch eine Bestrafung
- Dessert nicht ans Aufessen der Hauptmahlzeit koppeln
  (es wäre sonst eine Belohnung)
- Süßes dient nicht zum Stillen des Hungers
- Süße und fettiges einschränken statt verbieten,
  besser noch gar nicht erst zu Hause haben
- Stattdessen gesundheitsförderliche Lebensmittel
  mundgerecht zur Verfügung stellen
- Lassen Sie sonst Ihren Kindern die Möglichkeit
  frei zu wählen

Wissenswertes zur Zusammenstellung einer gesunden Ernährung

Da nicht nur wichtig ist, wie gegessen wird, sondern auch
was, finden Sie auf den folgenden Empfehlungen für die
Zusammenstellung einer gesunden Ernährung für Ihre Kinder.

Eine abwechslungsreiche vollwertige Ernährung, reich an
pflanzlichen Lebensmitteln kann den Bedarf an Nährstoffen,
Ballaststoffen und sekundären Pflanzenstoffen ausreichend
decken. Mit der Umsetzung dieser Ernährungsweise leisten
Sie einen wichtigen Beitrag zu Wachstum, Entwicklung,
Leistungsfähigkeit und letztendlich zur
Gesunderhaltung Ihrer Kinder.
Hilfreich sind hierfür entwickelte Referenzwerte, wie die
D-A-CH-Werte und die daran orientierte optimiX-Ernährung,
welche 5 tägliche Mahlzeiten, begleitet von kalorienfreien
Getränken vorsieht.
In den folgenden Tabellen werden die D-A-CH-Referenzwerte
für die tägliche altersgemäße Nährstoffzufuhr und die
Lebensmittelverzehrsmengen nach optimiX¹ dargestellt.

	2–3 Jahre	4–6 Jahre	7–9 Jahre	10–12 Jahre
Kohlenhydrate	≥ 50 % der Energie	≥ 50 % der Energie	≥ 50 % der Energie	≥ 50 % der Energie
Protein	14 g	18 g	24 g	♀ 37 g ♂ 34 g
Fett	30–40 % der Energie	30–35 % der Energie	30–35 % der Energie	30–35 % der Energie
Vitamin C	20 mg	30 mg	45 mg	65 mg
Calcium	600 mg	750 mg	900 mg	1100 mg
Magnesium	80 mg	120 mg	170 mg	♀ 250 mg ♂ 230 mg
Jod	100 µg	120 µg	140 µg	180 µg

Das ermöglichen solcher Referenzwerte

- Energie-, Nährstoff- und Ballaststoffzufuhr sichern
- Lebenswichtige physische Funktionen aufrechterhalten
- Chronischen Krankheiten vorbeugen

	2–3 Jahre	4–6 Jahre	7–9 Jahre	10–12 Jahre
	1110 kcal	1450 kcal	1800 kcal	2150 kcal
empfohlene Lebensmittel ≥ 90 % der Gesamtenergie				
Getränke	700 ml	800 ml	900 ml	1000 ml
Gemüse	150 g	200 g	220 g	250 g
Obst	150 g	200 g	220 g	250 g
Kartoffeln, Nudeln, Reis, Getreide	140 g	180 g	220 g	270 g
Brot, Getreideflocken	120 g	170 g	200 g	250 g
Milch (-produkte)	330 ml (g)	330 ml (g)	400 ml (g)	420 ml (g)
Fleisch, Wurst	35 g	40 g	50 g	60 g
Eier	1–2/Woche	2/Woche	2/Woche	2–3/Woche
Fisch	35 g/Woche	50 g/Woche	75 g/Woche	90 g/Woche
Öl, Margarine, Butter	20 g	25 g	30 g	35 g
geduldete Lebensmittel ≤ 10 % des Gesamtenergie				
Süßes, Chips	max.110 kcal	max.150 kcal	max.180 kcal	max.220 kcal

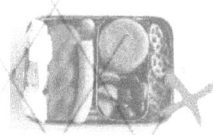
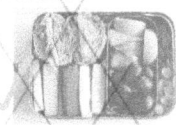

Achten Sie auf die in den Tabellen aufgeführten Empfehlungen.
Reduzieren Sie dazu den Konsum von zugesetzter Getränken, Einfachzucker, raffinierten Kohlenhydraten, rotem Fleisch, Süßigkeiten, Gebäck und salzigen fettigen Snacks.
Bringen Sie mehr Wasser, Ballaststoffe in Form von Vollkorn, Hülsenfrüchten, Gemüse, Früchten, Reis und Milchprodukte auf den Tisch.
Ermöglichen Sie Ihren Kindern ein regelmäßiges Frühstück.

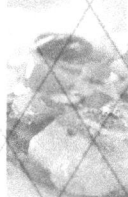

Eine gesunde Ernährung ist nur auch eine wichtige Grundlage für Ihre Kinder, die Mehrsorge sich auch für eine grundlegende Schule ... in den Rahmen gelernt zu erlernen.

Mütter und Väter sind also der beste ersten im Leben ihrer Kinder. Schützen Sie Ihre Kinder, indem Sie gesunde und wohlschmeckende Rahmenbedingungen schaffen.

Auch wir daran denken, Kinder neue Lebensmittel oft genug probieren zu lassen.
Aufgeführten Portionsgrößen und Lebensmittelgruppen beachten.
Kinder nach Möglichkeit schon in die Zubereitung einbeziehen.
Pause einplanen und schön und ansprechend anrichten.

Der Mitmachteil für die ganze Familie

Hierbekommen Sie nun Unterstützung, die gelesenen Inhalte erfolgreich im Familienalltag umzusetzen, so einen gesunderhaltenden Lebensstil zu vermitteln und Gesundheitsverhalten zu entwickeln.

Fangen Sie am besten gleich heute an!

Kinder lernen je nach Alter, selbst aus Medien oder bekommen die Inhalte durch Erwachsene übermittelt. Wenn Ihre Kinder Medien wie die dafür vorgesehenen Teile dieser Broschüre zusammen mit Ihnen nutzen, hat das Einfluss auf das Wissen, die Bildung, Wertvorstellungen, Normen und Meinungen. Ihnen als Eltern kommt die große Aufgabe zu, Ihren Kindern das nötige Wissen mit einfachen Botschaften auf spielerische Weise zu vermitteln.
Der Aktionsteil unterstützt Sie auch hierbei. Komplexe Sachverhalte können durch Bilder vereinfacht dargestellt werden. In Bildergeschichten und Comics geschieht dies zusätzlich dadurch, dass der Leser oder Betrachter das Verhalten der Figuren und die Konsequenzen daraus wahrnimmt.

Schafft Anreize
Gönnen Sie sich etwas für ein erreichtes Zwischenziel (Wie wäre es denn zum Beispiel mit Schwimmbad, Freizeitpark oder einem gemütlichen Spieleabend mit der ganzen Familie?)

Setze Ziele
Sich neue Ziele zu setzen ist wichtig. Kleine, gut erreichbare Zwischenziele haben hierbei einen positiven Einfluss auf Ihren Glauben auf die eigenen Fähigkeiten und das letztendliche Erreichen größerer Ziele. Tragen Sie hier und in Ihrem Terminkalender Ihre Ziele ein, regelmäßige Erinnerungen helfen bei der Umsetzung.

Meine Ziele

- *Eine gemeinsame Familienmahlzeit pro Tag* ☐
- *Frisches Obst und Gemüse zum Frühstück* ☐
- *Jede Woche eine Tierfigur aus dem Mitmachteil* ☐
- ☐
- ☐
- ☐
- ☐

Trink- und Essverhalten beobachten

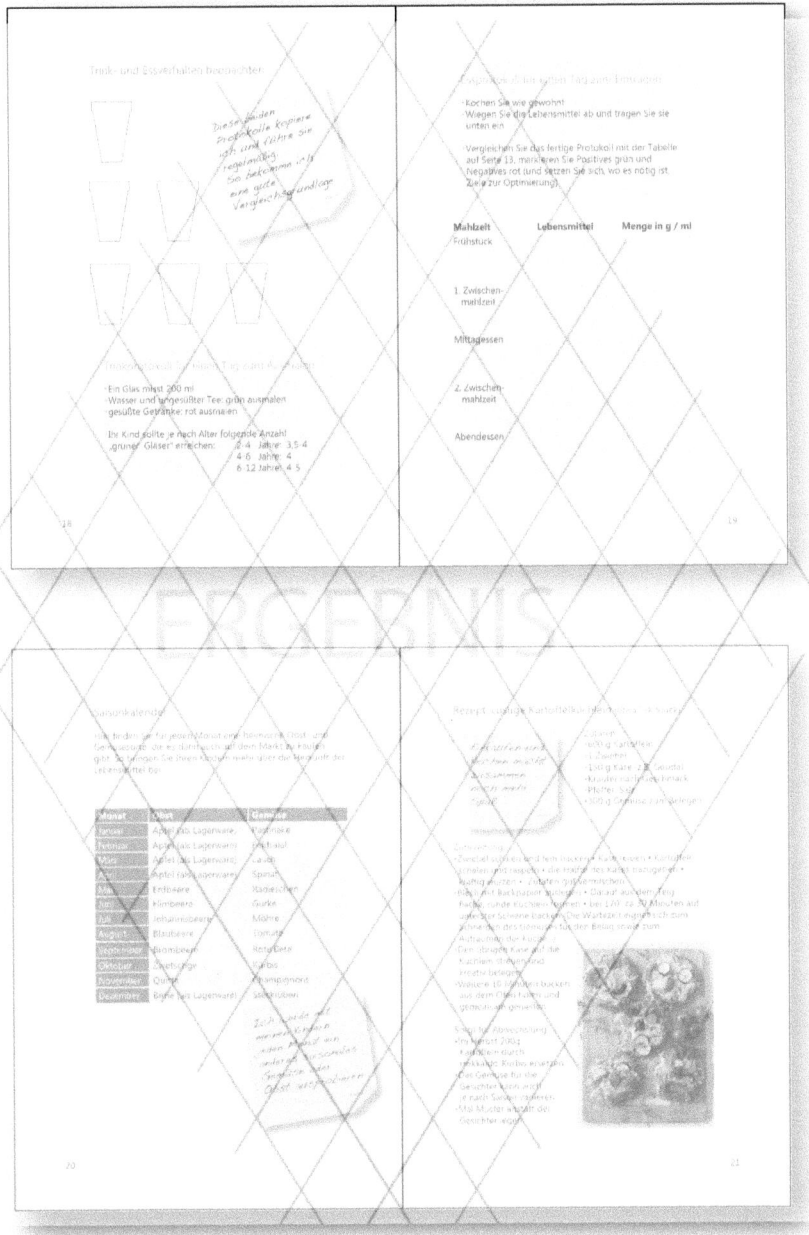

Protokoll pro Tag für jeden Tag zum Ausfüllen

- Ein Glas misst 200 ml
- Wasser und ungesüßter Tee: grün ausmalen
  gesüßte Getränke: rot ausmalen

Ihr Kind sollte je nach Alter folgende Anzahl
„grüner Gläser" erreichen: 2-4 Jahre: 3,5-4
                          4-6 Jahre: 4
                          6-12 Jahre: 4-5

Tagesablauf: An einem Tag zum Eintragen

- Kochen Sie wie gewohnt
- Wiegen Sie die Lebensmittel ab und tragen Sie sie unten ein

- Vergleichen Sie das fertige Protokoll mit der Tabelle auf Seite 13, markieren Sie Positives grün und Negatives rot (und setzen Sie sich, wo es nötig ist, Ziele zur Optimierung).

Mahlzeit	Lebensmittel	Menge in g / ml
Frühstück		
1. Zwischenmahlzeit		
Mittagessen		
2. Zwischenmahlzeit		
Abendessen		

18 19

Saisonkalender

Monat	Obst	Gemüse
Januar	Apfel (als Lagerware)	Feldsalat
Februar	Apfel (als Lagerware)	Endiviensalat
März	Apfel (als Lagerware)	Lauch
April	Apfel (als Lagerware)	Spinat
Mai		Radieschen
Juni	Himbeere	Gurke
Juli	Johannisbeere	Möhre
August	Blaubeere	Tomate
September	Brombeere	Rote Bete
Oktober	Zwetschge	Kürbis
November	Quitte	Champignon
Dezember	Birne (als Lagerware)	Steckrübe

Rezept: lustige Kartoffelfüße (Gesichter) + Soße

20 21

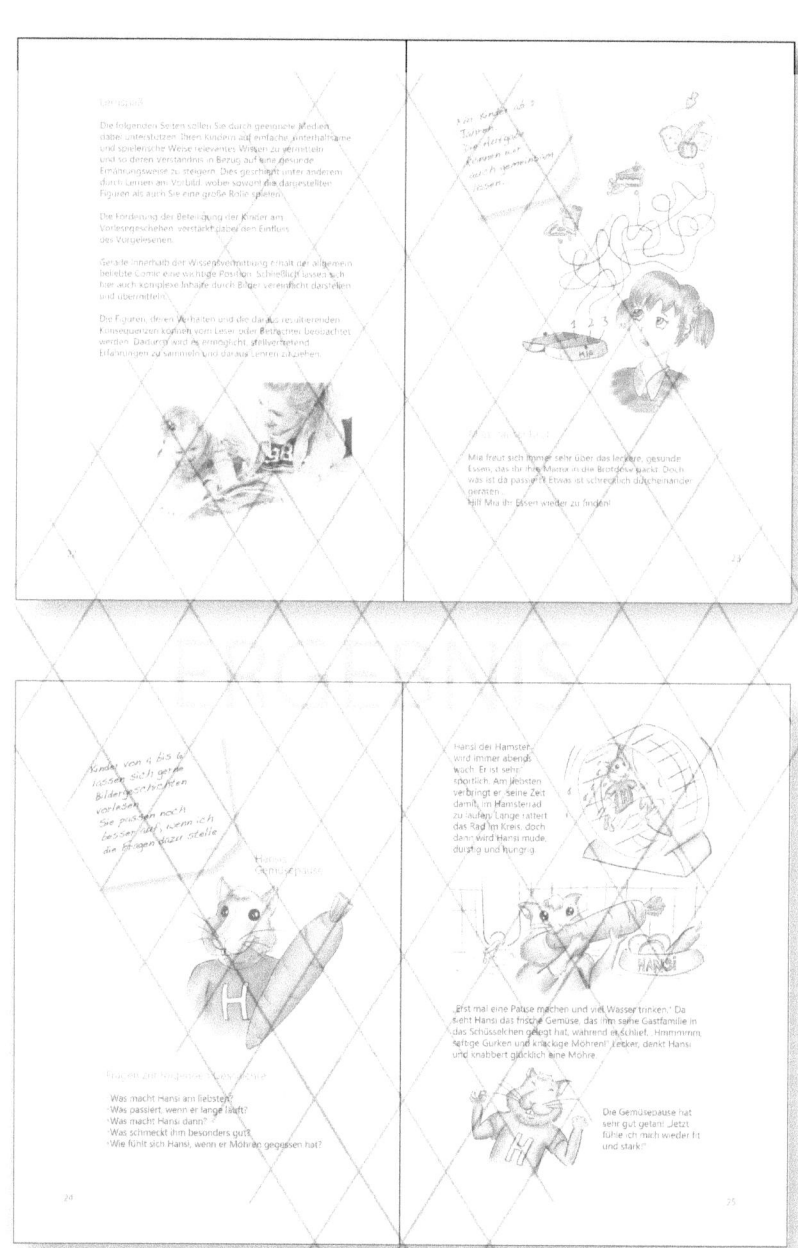

50/77

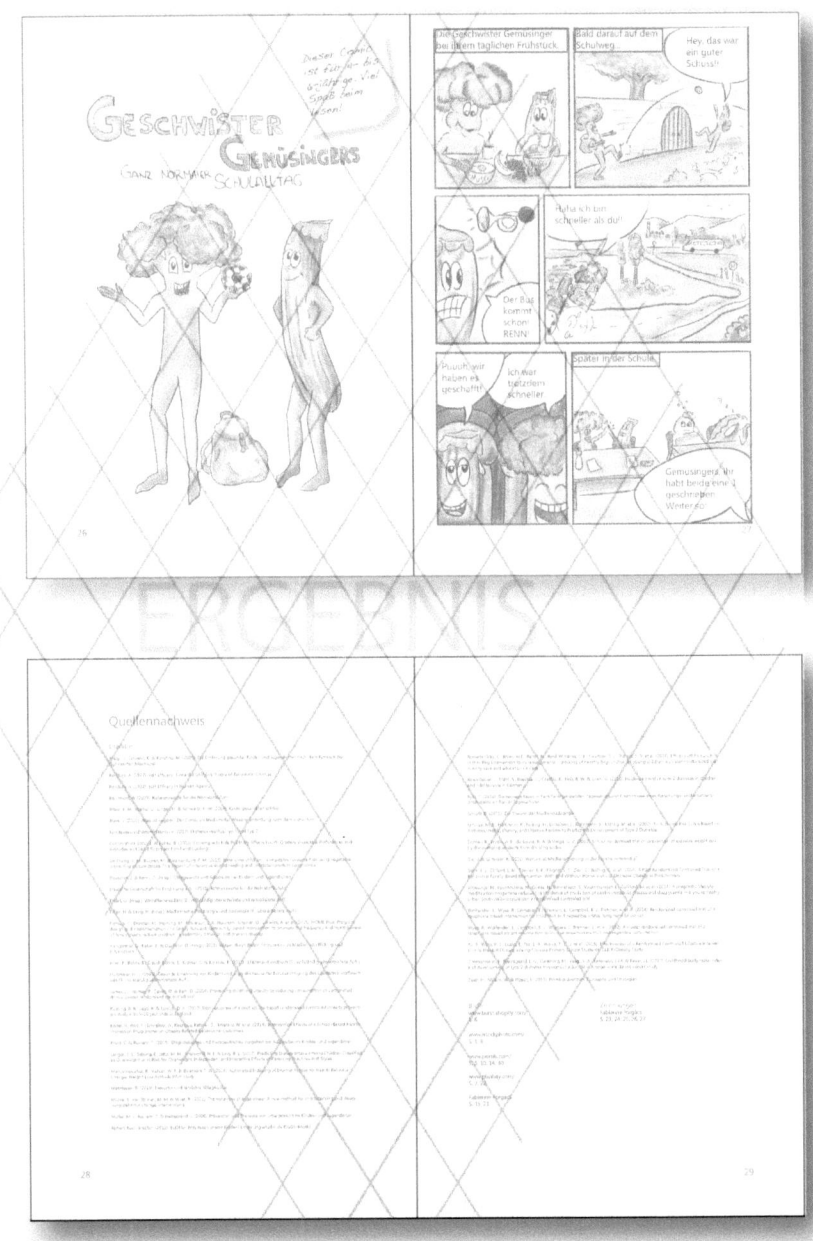

6 Diskussion

6.1 Methodendiskussion

6.1.1 Kritische Betrachtung der Vorgehensweise

Der Einstieg in den Themenbereich wurde nicht wie empfohlen über ein aktuelles Buch mit hoher Auflage geschafft (Töpfer, 2012, S. 369). Stattdessen war dieser, wie bereits erwähnt, neben den Erfahrungen aus dem Umfeld der Autorin dieser Arbeit, eher durch graue Literatur, in Form des Studienbriefes Ernährung III der DHfPG, gegeben. Diese Literatur bringt zwar den Vorteil der Aktualität wissenschaftlicher Erkenntnisse, jedoch auch die Nachteile von geringem Einfluss und Reichweite. Einige wichtige Aspekte, welche sich auf die Entwicklung von T2DM auswirken, wurden von Beginn an ausgeschlossen. Hierzu zählen die Genetik, die Bewegung, der Sport oder das Vermeiden sitzender Tätigkeiten sowie Präventionsansätze mit Stressmanagement und Motivierender Gesprächsführung. Einerseits entsteht hieraus die Problematik, dass wichtige Determinanten so unbeachtet bleiben, was nachteilig für die Broschüre ist. Andererseits haben die genannten Aspekte einen Einfluss auf das Ergebnis der verwendeten Studien. Dies wird daher nicht ausreichend beachtet. Deren jeweiliger Ausgang ohne ein Zugehören genannter Bereiche zur Intervention ist ungewiss und sicher unterschiedlich. Dass in dieser Arbeit also von einer Wirksamkeit der Interventionen, ungeachtet mancher Einflussgrößen, ausgegangen wird, ist eine zu beachtende Schwachstelle. Diese verschärft sich durch die Tatsache, dass bei der Auswertung der Literatur weitere, in Bezug auf die Erstellung der Broschüre, unpassende Interventionsbereiche entdeckt und ausgespart worden sind. Dies betrifft den Einsatz von E-Mails, Telefongesprächen, Peer Educators oder Psychologen sowie das Abhalten von Hausbesuchen oder Sitzungen. Diese Problematik ließe sich durch eine von Töpfer (S. 340) empfohlene genügend durchdachte Themenwahl, um konzeptionelle sowie methodische Stringenz zu gewährleisten, verhindern. Es ist unklar, ob sich die Inhalte dieser im Nachhinein ausgeschlossenen Aspekte auf die Zielsetzung dieser Arbeit ohne weiteres übertragen lassen, oder ob beispielsweise zur Übermittlung tatsächlich geschulte Psychologen vonnöten wären. Bezüglich der empfehlenswerten Erziehungsstile ist nicht ersichtlich, wie deren Umsetzung anzugehen ist. Dies ginge jedoch nach Meinung der Autorin zu weit, da den Eltern in diesem Falle vorgeschrieben werden würde, wie sie ihre Kinder zu erziehen hätten. Hinsichtlich der empfohlenen Ernährungsform treten ebenfalls einige, das Vorgehen betreffende, Schwierigkeiten auf. Abermals aus Gründen des Umfanges und des Zeitbudgets, wird auf Empfehlungen der DGE und ein bereits bestehendes Ernährungskonzept zurückgegriffen, anstatt anhand wissenschaftlicher Literatur selbst eine geeignete Ernährung zusammenzustellen. Einzelne Themen wie die ausreichende Proteinzufuhr kommen hierdurch zu kurz. Darüber hinaus sind die recherchierten Inhalte hinsichtlich des Umgangs mit Süßigkeiten, sowie dem Zuckerkonsum allgemein, lückenhaft. Es wird nicht darauf eingegangen, wie Eltern beispielsweise mit der Situation am Regal in der Kassenschlange oder der wöchentlichen Rationalisierung von Süßwaren umgehen sollten. Hinsichtlich der Bewertung der gefundenen Literaturquellen wird der Impact Factor der Journale nicht als Ausschlusskriterium herangezogen. Die Aussagekraft dieser Publikationen bleibt also fragwürdig, wobei hierauf nochmals im folgenden Unterkapitel eingegangen wird. Darüber hinaus wird wenig auf die Krankheit selbst, deren Entstehung sowie deren Problematik eingegangen. Dies liegt wohl in dem Präventiven Ansatz dieser Arbeit begründet. Es wird wenig Fokus auf genauere Zahlen gelegt. Dies trifft vor allem auf Formulierungen wie „einen erhöhten Bauchumfang" zu.

6.1.2   Kritische Betrachtung der verwendeten Literatur

Gerade im Bereich der Ernährungsphysiologie bestehen Probleme hinsichtlich des Auffindens geeigneter wissenschaftlicher Quellen. So ist das Kapitel zur gesunden Ernährungsweise weniger umfangreich, als zunächst geplant. Generell ist die Studienlage in Bezug auf die Empfehlungen zu verzehrender Lebensmittel nicht eindeutig, beziehungsweise unzureichend. Newby (2009) unterstreicht hierbei zwar den Bekanntheitsgrad der gesundheitlichen Vorzüge einer Ernährung, welche reich an pflanzlichen Lebensmitteln ist, jedoch fehlen eindeutige Studienergebnisse hinsichtlich des Verzehrs von Obst, Gemüse, Vollkorngetreide, proteinreichen Lebensmitteln oder Ballaststoffen, gerade wenn es um die Prävention von Übergewicht, als ein relevanter Risikofaktor von T2DM, geht (Newby). Es konnten nur wenige Studien zu den Themen Prävention, Ernährung und T2DM mit Kindern der definierten Altersspanne gefunden werden. Ebenso scheinen lediglich prospektive, Querschnitts- oder Fall-Kontroll-Studien vorzuliegen. Höchstwahrscheinlich ist aus ethischen Gründen nur die Durchführung von Studien unterer Evidenzklassen möglich. So wird in dieser Arbeit die Ernährung nach optimiX® empfohlen, ohne eine gleichzeitige wissenschaftliche Fundiertheit nachzuweisen. Die genannte Ernährungsform wird zwar zur Aufrechterhaltung der Gesundheit von Kindern empfohlen (Kersting, 2003). Allerdings bestätigt die DGE selbst die Unklarheit der Studienlage, die keinen Zusammenhang zwischen dem vermehrten Verzehr von Obst und

Gemüse und der Prävention des T2DM klarstellt. Es wird lediglich vermutet, dass dieser Mehrverzehr über die Vermeidung von Übergewicht einen indirekten Einfluss ausübt (Boeing et al., 2012, S. 13). Ebenso sind Journale mit hohem Impact Factor in diesem Bereich eher selten, weshalb davon, bezüglich der Bewertung der Quellen Abstand genommen wird, da ansonsten wenige relevante Inhalte Verwendung fänden. Es finden sich im Literaturverzeichnis dieser Arbeit Journale mit einem Impact Factor zwischen 0.523 und 23.259 für das Jahr 2017 (Clarivate Analytics, 2018). Niedrige Werte resultieren hierbei unter anderem daraus, dass manche Journale lediglich in deutscher Sprache erscheinen.

6.1.3 Kritische Betrachtung der Zielgruppeneingrenzung

Es ist als durchaus kritisch zu werten, dass die Entscheidung für die Zielgruppe, sowie deren Analyse zu einem großen Teil auf einer einzelnen, somit nicht repräsentativen, Erfahrung beruht. Dies lässt sich nicht ohne weiteres verallgemeinern. Schwierigkeiten hinsichtlich der anzusprechenden Kinder, welche innerhalb der Zielgruppe eine untergeordnete Rolle spielen, ergeben sich aus der großen Altersspanne. Um dem entgegenzuwirken, wird innerhalb der im Ergebnis zum Einsatz kommenden, die Kinder ansprechenden Medien, eine Unterteilung in 3 Altersklassen vorgenommen. Außerdem werden einige Aspekte bezüglich der Hauptzielgruppe lediglich von der Autorin angenommen. Eine Recherche hinsichtlich dessen kommt zu kurz. Letzten Endes fehlt der Beweis, ob die gesamte anvisierte Zielgruppe überhaupt auf die im Zuge dieser Arbeit entwickelte Broschüre anspricht. So weist auch Töpfer (2012, S. 93) darauf hin, dass alleiniges Glauben nicht gleich Wissen bedeutet.

6.2 Ergebnisdiskussion

6.2.1 Kritische Betrachtung des Mediums Broschüre

In wie weit sich das gewählte Medium zur Primärprävention überhaupt eignet, bleibt fragwürdig. Die Reichweite zweier unterschiedlicher gesundheitsrevelanter Broschüren, als Informationsmaterialien für verschiedene Zielgruppen, welche jeweils in einer Umfrage ermittelt wurde, zeigt sich als eher gering. Gerbert & Maguire (1999) konnten feststellen, dass 68 % derer, die eine Broschüre erhielten, zumindest das meiste davon lasen. 13 % lasen sie jedoch überhaupt nicht und weitere 21 % lasen maximal die Hälfte davon (Gerbert & Maguire, 1999). In der Untersuchung von Bester et al. (2016) lasen zwar 95,5 % der erreichten Probanden das Informationsmaterial, jedoch nur 29,9 % von ihnen im Detail (Bester et al., 2016). Angenommen, etwa 30 % der Personen, welche eine Broschüre erhalten, lesen diese konzentriert durch, bleibt trotzdem die Frage bestehen, wie hoch, ungeachtet der relevanten Zielgruppe, der Anteil derer ausfällt, welche davon auch die Inhalte umsetzen und erfolgreich beibehalten.

6.2.2 Kritische Betrachtung der gewählten Inhalte

Generell erscheint nach der Auseinandersetzung mit der aktuellen Literatur der alleinige Einsatz einer Broschüre teilweise unzureichend. Ob eine geeignete Bildergeschichte, welche interaktiv vorgelesen wird, auch den kindlichen Konsum bitterer Gemüsesorten so erhöhen kann, wie es bei Karotten der Fall ist, stellen auch de Droog et al. (2014) infrage. Aufgrund dieser Studienlage ist die Karotte einfach als beworbene Gemüsesorte in die Broschüre übernommen worden. Auch in Bezug auf den Inhalt der Broschüre ist der Umfang der Informationen zur Ernährungsweise und dem Umgang mit kritischen Lebensmitteln relativ kurz gehalten. Die Eltern erfahren nicht, warum die empfohlene Ernährungsweise nun gesunderhaltend ist, was sich eventuell negativ auf deren Umsetzung auswirken könnte. Sicherlich ist die Ernährung nach optimiX® nicht vollkommen optimal. Jedoch zeigt die EsKiMo-Studie bei deutschen Kindern und Jugendlichen einen unter den Referenzwerten liegenden Verzehr pflanzlicher Lebensmittel mit einem gleichzeitigen Zuviel an Limonade, Süßigkeiten und fettreichen tierischen Lebensmitteln (Robert-Koch-Institut, 2012b). Auch innerhalb der Broschüre wird, unter anderem aufgrund der Befürchtung wissenschaftlichen Desinteresses, nicht auf genauere Zahlen, wie kritische Werte in Bezug auf BMI oder Bauchumfang eingegangen. Durch die Nennung dieser Aspekte als Risikofaktoren, könnte ohne genauere Zahlen jedoch auch eine Verunsicherung seitens der Eltern hervorgerufen werden. Die geeigneten Erziehungsstile werden, wie bereits erwähnt, nur kurz aufgeführt. Schließlich erweisen sie sich als durchaus wichtig und einflussreich (Langer et al., 2017). Aus bereits beschriebenen Gründen wird nicht näher darauf eingegangen. Dies könnte die Eltern ebenfalls verunsichern.

6.2.3 Kritische Betrachtung der Umsetzung

Die Gestaltung der dargestellten Broschüre wurde von der Autorin dieser Arbeit vorgenommen. Es flossen zwar deren Erkenntnisse aus der recherchierten Literatur, begleitet von persönlichen Interessen und Fertigkeiten im Bereich Mediengestaltung ein, was jedoch in keinem Verhältnis zum Wissen eines erfahrenen Grafikdesigners oder Illustrators steht. Schlussendlich bleibt ungewiss, wie es um die Wirkung des Ergebnisses steht, da dieses nicht im Vorfeld getestet werden kann. Da die Wirksamkeit ungewiss ist, kann nicht garantiert werden, ob sich der Aufwand lohnt.

6.3 Schlussfolgerung

Eine Primärprävention des T2DM bei Kindern im Alter von 2 bis 12 Jahren durch Vermittlung gesunderhaltender Verhaltensweisen in Bezug auf die Ernährung kann mithilfe einer Broschüre innerhalb der Familie vorgenommen werden. Die vermittelten Inhalte spielen hierbei selbstverständlich eine große Rolle. Die Broschüre setzt sich aus einem theoretischen Teil zur Wissensübermittlung sowie einem praktischen Teil zur Anwendung innerhalb der Familie zusammen. Den Eltern wird nahegelegt, wie wichtig es ist, sich mit dem Thema Diabetesprävention auseinander zu setzen, sich die Broschüreninhalte zu Herzen zu nehmen und diese umzusetzen. Den Einstieg bietet eine Geschichte, zugeschnitten auf die TTM-Stufe der Absichtslosgkeit, welche die Eltern auf ihrem aktuellen Stand abholen und für das Thema sensibilisieren soll. Das anschließend kurz und prägnant dargestellte Wissen bezieht sich auf Daten und Fakten zu T2DM, Informationen zu den Essgewohnheiten und deren Einfluss auf die Gesundheit, allgemeine Essregeln und Regeln zum richtigen Umgang mit Geschmacksakzeptanz oder kritischen Lebensmitteln, Tipps für eine gute Pausenverpflegung sowie Wissenswertes über Nährstoffe, Referenzwerte und Speiseplanzusammensetzung. Im praktischen Teil werden die Eltern mithilfe von Anregungen zur Zielsetzung, vorgefertigtem Trink- und Ernährungsprotokoll, Saisonkalender, Rezeptidee sowie geeigneten Medien zur altersspezifischen Wissensvermittlung mit jeweiligen Anregungen dazu, angeleitet, das zuvor erworbene Wissen innerhalb der Familie gemeinsam mit ihren Kindern umzusetzen. Die so gelernten positiven Verhaltensweisen festigen sich idealerweise, um dann beibehalten zu werden. Steigenden Zahlen bezüglich neuer T2DM-Fälle sowie Übergewicht und Adipositas bei Kindern, begleitet von der damit einhergehenden Sorge um die Gesundheit, soll durch den Einsatz der Broschüre entgegengewirkt werden. Durch die sich dar-

aus ergebende Primärprävention entsteht die Hoffnung auf eine Vermeidung von Folgeerkrankungen und somit einer Beibehaltung der Lebensqualität sowie die Senkung der
Gesundheitskosten. Um auch trotz gegebener genetischer Disposition hinsichtlich
T2DM gesund zu bleiben, wird das nötige Wissen vermittelt. Dies betrifft selbstverständlich nicht nur von klein auf die Ernährung selbst, sei es zu Hause oder unterwegs,
sondern vor allem ernährungsbezogenes Verhalten sowie den Stellenwert des Essens
und gemeinsamer Mahlzeiten. Auch hier dient die Wissensvermittlung in Verbindung
mit Verhaltensveränderungsstrategien als Lösungsansatz. Den Fokus auf Verhaltensveränderung zu legen ist wichtig, da so auch dem Problem entgegengewirkt wird, dass das
neu vermittelte, sowie das oft bereits vorhandene Wissen auch Umsetzung findet. Die
im Zuge dieser Arbeit entstandene Broschüre ist vor allem für die Verteilung in KiTas,
Kindergärten und Schulen vorgesehen. Die Autorin sieht jedoch auch die Auslage in
Kinderarztpraxen oder Spielwarengeschäften als durchaus sinnvoll an. Hierzu müsste
diese druckfertig gemacht und produziert werden.

7 Zusammenfassung

Immer weiter steigende Zahlen von T2DM-Fällen und Übergewicht auch im Kindesalter mit dem Ausblick auf daraus resultierende Folgeerkrankungen führen zu Überlegungen bezüglich erfolgreicher früher Primärprävention. Ziel dieser Arbeit ist die Entwicklung einer Broschüre für die ganze Familie, welche eine Gesundheitswirkung durch
Primärprävention mit Vermittlung eines auf die Ernährung bezogenen Lebensstils zur
Vorbeugung des T2DM gewährleistet. Um dies zu verwirklichen wurde zu den nun
nachfolgenden Themen umfassend recherchiert und Ergebnisse relevanter Interventionen herangezogen. Das Salutogenesemodell als Rahmen beschreibt die Tatsache, dass
ein Mensch niemals zu 100 % krank oder gesund sein kann, sondern sich vielmehr zwischen den beiden Polen auf einem Gesundheits-Krankheits-Kontinuum bewegt, was von
verschiedenen Faktoren beeinflusst wird (Antonovsky, 1997, S. 23-30). Verhaltens- und
Verhältnisprävention schaffen äußere und innere Bedingungen, welche die Umsetzung
eines gesundheitsförderlichen Lebensstils gewährleisten (Ried, 2008, S. 92-94). Einen
wichtigen Beitrag leistet hierbei von Beginn an eine gesunde Ernährung, welche durch
Referenzwerte zur Nährstoffzufuhr vereinfacht zusammengefasst und so im Alltag umsetzbar gemacht wird (Bechthold, 2009, S. 346-350). Neben unterschiedlichsten Essregeln stellt sich hinsichtlich des Einflusses auf das kindliche Essverhalten und die Ess-

kultur vor allem das familiäre Miteinander als besonders wichtig heraus (Methfessel, 2016). Nach den Regeln des TTM werden im Zuge einer Verhaltensveränderung 5 Stufen durchlaufen, wobei Rückfälle möglich sind (Schumacher, 2001, S. 5-7), sich Stufenspezifische Interventionen anbieten (Faller, Reusch & Vogel, 2016, S. 342) und verschiedene Strategien zum Einsatz kommen (Michie et al., 2011). Die Selbstwirksamkeit zu stärken erweist sich hinsichtlich dessen als durchaus wichtig (Bandura, 1977, S. 193-202). Damit dies auch durch Wissensübermittlung geschehen kann, setzen erfolgreiche Broschüren gezielt Gestaltungsregeln ein, um den Leser in ihren Bann zu ziehen (Taute, 2009, S. 39-45). Bei Kindern spielt in diesem Zusammenhang auch die gemeinsame Mediennutzung mit ihren Eltern eine Rolle (Six & Gimmler, 2010, S. 25-42). Bisher existiert keine vergleichbare Broschüre, deren Wirksamkeit bereits untersucht wurde, weshalb sich die Frage stellt, wie die jener im Rahmen dieser Arbeit entstandenen, untersucht werden kann. Erste Ideen führten über Themeneingrenzung, gründliche Recherche, Bearbeitung der gefundenen Literatur sowie Analyse von Zielgruppe und Rahmenbedingungen zur Umsetzung der erlangten Erkenntnisse und der Darstellung der entstandenen Broschüre. Die kritische Auseinandersetzung damit zeigt neben eventuellen Fehlerquellen beim Vorgehen zur Erstellung sowie hinsichtlich der verwendeten Literatur Probleme in Bezug auf die Wirksamkeit des Mediums Broschüre an sich, der darin dargestellten Inhalte sowie der Umsetzbarkeit. Die im Rahmen dieser Arbeit entwickelte Broschüre zielt auf wissenschaftlicher Basis auf die Primärprävention des T2DM ab, wobei deren wirklicher Einfluss hierauf ohne eine anschließende Evaluation ungewiss bleibt.

8 Literaturverzeichnis

ÄrzteZeitung Online. (2009). *Prävention.* Zugriff am 18.02.2018. Verfügbar unter https://www.aerztezeitung.de/politik_gesellschaft/gp_specials/ abc_gesundheitswesen/article/564722/praevention.html

Alexy, U., Clausen, K. & Kersting, M. (2008). Die Ernährung gesunder Kinder und Jugendlicher nach dem Konzept der Optimierten Mischkost. *Ernährungs Umschau, 08* (3), 168-177.

Ambrose, G. & Harris, P. (2013). *Layout. Entwurf, Planung und Anordnung aller Elemente der Seitengestaltung.* (2. Überarbeitete und ergänzte Aufl.). München: Stiebner.

Antonovsky, A. (1997). *Salutogenese. Zur Entmystifizierung der Gesundheit.* (Deutsche erweiterte Ausg. Von A. Franke). Tübingen: Deutsche Gesellschaft für Verhaltenstherapie.

Arslanian, S. (2002). *Type 2 diabetes in children: clinical aspects and risk factors.* Zugriff am 27.12.2017. Verfügbar unter https://www.ncbi.nlm.nih.gov/pubmed/ 11979018

Bandura, A. (1977). Self-efficacy: Toward a Unifying Theory of Behavioral Change. *Psychological Review, 84* (2), 191-215.

Bandura, A. (1982). Self-Efficacy in Human Agency. *American Psychologist, 37* (2), 122-147.

Bechthold, A. (2009). Referenzwerte für die Nährstoffzufuhr. *Ernährungs Umschau, 09* (6), 346-353.

Bester, N., Di Vito-Smith, M., McGarry, T., Riffkin, M., Kaehler, S., Pilot, R. et al. (2016). The Effectiveness of an Educational Brochure as a Risk Minimization Activity to Communicate Important Rare Adverse Events to Health-Care Professionals. *Advance in Therapie, 33,* 167-177.

Bitzer, E. M., Walter, U., Linger, H. & Schwartz, F.-W. (2009). *Kindergesundheit stär-ken*. Berlin: Springer.

Blättner, B. (2007). Das Modell der Salutogenese. Eine Leitorientierung für die berufli-che Praxis. *Prävention und Gesundheitsförderung, 2,* 67-73.

Blank, J. (2010). Alles ist zeigbar? Der Comic als Medium der Wissensvermittlung nach dem iconic turn. *Journal for Cultural Poetics, 10* (2), 214-233.

Boeing, H., Bechthold, A., Bub, A., Ellinger, S., Haller, D., Kroke, A. et al. (2012). *Stellungnahme. Gemüse und Obst in der Prävention ausgewählter chronischer Krankheiten.* Bonn: Deutsche Gesellschaft für Ernährung e.V..

Clarivate Analytics. (2018). *InCites Journal Citation Reports.* Zugriff am 14.04.2018. Verfügbar unter http://jcr.incites.thomsonreuters.com/ JCRJournalHomeAction.action?

Cunningham-Sabo, L. & Lohse, B. (2013). Cooking with Kids Positively Affects Fourth Graders' Vegetable Preferences and Attitudes and Self-Efficacy for Food and Coo-king. *Childhood Obesity, 9* (6), 549-556.

De Droog, S. M., Buijzen, M. & Valkenburg, P. M. (2013). Enhancing children's vege-table consumption using vegetable-promoting picture books. The impact of interacti-ve shared reading and character-product congruence. *Appetite, 14* (73), 73- 80.

Deutsche Gesellschaft für Ernährung e. V.. (2018). *Referenzwerte für die Nährstoffzu-fuhr.* Zugriff am 17.04.2018. Verfügbar unter https://www.dge.de/ wissenschaft/referenzwerte/

Dolle-Weinkauff, B. (2014). Comic, Manga, Graphic Novel. In A. Tillmann, S. Flei-scher & K.-U. Hugger. (Hrsg.), *Handbuch Kinder und Medien* (S. 457-468). Wies-baden: Springer.

Duden. (2018). *Medienwissenschaft. Rechtschreibung, Bedeutung, Definition.* Zugriff am 30.03.2018. Verfügbar unter https://www.duden.de/rechtschreibung/ Medienwissenschaft

Faller, H., Reusch, A. & Vogel, H. (2016). Förderung und Erhaltung der Gesundheit: Prävention. In H. Faller & H. Lang (Hrsg.), *Medizinische Psychologie und Soziologie* (4., überarbeitete Aufl.) (S. 329-358). Berlin: Springer.

Faller, H., Richard, M., Brunnhuber, S., Neuderth, S., Wischmann, H., Lang, R. et al. (2016). Interventionsformen und besondere medizinische Situationen. In H. Faller & H. Lang (Hrsg.), *Medizinische Psychologie und Soziologie* (4., überarbeitete Aufl.) (S. 251-306). Berlin: Springer.

Faller, H. & Schowalter, M. (2016). Theoretische Grundlagen. In H. Faller & H. Lang (Hrsg.), *Medizinische Psychologie und Soziologie* (4., überarbeitete Aufl.) (S. 99-200). Berlin: Springer.

Faller, H., Vogel, H. & Jelitte, M. (2016). Förderung und Erhaltung der Gesundheit: Maßnahmen. In H. Faller & H. Lang (Hrsg.), *Medizinische Psychologie und Soziologie* (4., überarbeitete Aufl.) (S. 359-368). Berlin: Springer.

Flattum, C., Draxten, M., Horning, M., Fulkerson, J. A., Neumark-Sztainer, D., Garwick, A. et al. (2015). HOME Plus: Program design and implementation of a family-focused, community-based intervention to promote the frequency and healthfulness of family meals, reduce children's sedentary behavior, and prevent obesity. *International Journal of Behavioural Nutrition and Physical Activity, 12* (53), 1-9.

Foodwatch. (2018). *2000 Ärzte fordern Maßnahmen gegen Fehlernährung.* Aufgerufen am 09.05.2018. Verfügbar unter https://www.foodwatch.org/de/ informieren/zucker-fett-co/aktuelle-nachrichten/ 2000-aerzte-fordern-massnahmen-gegen-fehlernaehrung/

Gerbert, B. & Maguire, B. (1999). Public Acceptance of the Surgeon General's Brochure on AIDS. *Public Health Reports, 104* (2), 130-133.

Gesellschaft für Medienwissenschaft. (2018). *Die Gesellschaft für Medienwissenschaft. Selbstverständnis, Forschungsfragen, Wissenschaftspolitik.* Zugriff am 30.03.2018. Verfügbar unter http://gfmedienwissenschaft.de/gesellschaft

Hangartner, U., Keller, F. & Oechslin, D. (Hrsg.). (2012). *Sachcomics. Ein Manual für die Praxis.* Luzern: Hochschule Luzern Design & Kunst.

Hangartner, U., Keller, F. & Oechslin, D. (Hrsg.). (2013). *Wissen durch Bilder. Sachcomics als Medien von Bildung und Information.* Bielefeld: transcript.

Hanks, A. S., Just, D. R. & Brumberg, A. (2016). Marketing Vegetables in Elementary School Cafeterias to Increase Uptake. *Pediatrics, 138* (2), 1-9.

Hien, P., Böhm, B., Claudi-Böhm, S., Krämer, C. & Kohlhas, K. (2013). *Diabetes-Handbuch* (7., vollständig überarbeitete Aufl.). Berlin: Springer.

Holtmeier, H.-J. (1995). *Gesunde Ernährung von Kindern und Jugendlichen unter Berücksichtigung des Cholesterinstoffwechsels.* (3., vollständig überarbeitete Aufl.). Berlin: Springer.

Hüther, J & Schorb, B. (2005). *Grundbegriffe Medienpädagogik* (4. Vollständig neu konzipierte Aufl.). München: kopaed.

James, J., Thomas, P., Cavan, D. & Kerr, D. (2004). Preventing childhood obesity by reducing consumption of carbonated drinks: cluster randomised controlled trial, *The British Medical Journal, 328,* 1-6.

Johnson, S. S., Paiva, A. L., Cummins, C. O., Johnson, J. L., Dyment, S. J., Wright, J. A. et al. (2008). Transtheoretical Model-based Multiple Behavior Intervention for Weight Management: Effectiveness on a Population Basis. *Preventive Medicine, 46* (3), 238-246.

Kersting, M. (2003, 7. April). *Gesunde Ernährung leicht gemacht* [Vortrag beim Weltgesundheitstag zum Thema „Gesunde Umwelt – Gesunde Kinder", Bonn].

Kipping, R. R., Jago, R. & Lawlor, D. A. (2010). Diet outcomes of a pilot school-based randomised controlled obesity prevention study with 9-10 year olds in England. *Preventive Medicine, 51* (1), 56-62.

Knop, C. & Reinehr, T. (2015). Diagnostisches und therapeutisches Vorgehen bei Adipositas im Kindes- und Jugendalter. *Pädiatrie up2date, 10* (2), 115-132.

Kobel, S., Wirt, T., Schreiber, A., Kesztyüs, Kettner, S., Erkelenz, N. et al. (2014). Intervention Effects of a School-Based Health Promotion Programme on Obesity Related Behavioural Outcomes. *Journal of Obesity , 2014,* 1-8.

Langer, S. L., Seburg, E., JaKa, M. M., Sherwood, N. E. & Levy, R. L. (2017). Predicting Dietary Intake among Children Classified as Overweight or at Risk for Overweight: Independent and Interactive Effects of Parenting Practices and Styles. *Appetite, 110,* 72-79.

Manuvinakurike, R., Velicer, W. F. & Bickmore, T. W. (2014). Automated Indexing of Internet Stories for Health Behavior Change: Weight Loss Attitude Pilot Study. *Journal of Medical Internet Research, 16* (12), 1-11.

Matthews, V. L., Wien, M. & Sabaté, J. (2011). The risk of child and adolescent overweight is related to types of food consumed. *Nutrition Journal, 10* (71), 1-7.

Maurischat, C. (2001). *Erfassung der „Stages of Change" im Transtheoretischen Modell Prochaska's- eine Bestandsaufnahme* (Forschungsbericht Nr. 154). Freiburg i. Br.: Albert-Ludwigs-Universität.

Mehnert, H. & Standl, E. (1998). Typ-2-Diabetes. *Der Internist. 39,* 381-397.

Methfessel, B. (2016). *Esskultur und familiäre Alltagskultur.* Zugriff am 06.05.2018. Verfügbar unter https://www.familienhandbuch.de/gesundheit/ ernaehrung-kindheit/esskulturundfamilialealltagskultur.php

Michie, S., van Stralen, M. M. & West, R. (2011). The behaviour change wheel: A new method for characterising and designing behavior change interventions. *Implementation Science, 6* (42), 1-11.

Müller, M. J., Reinehr, T. & Hebebrand, J. (2006). Prävention und Therapie von Übergewicht im Kindes- und Jugendalter. *Deutsches Ärzteblatt, 103* (6), 334-340.

Nauck, M., Petermann, A., Müller-Wieland, D., Kerner, W., Müller, U. A., Landgraf, R. et al. (2017). Definition, Klassifikation und Diagnostik des Diabetes mellitus. *Diabetologie, 12* (2), 94-100.

Newby, P. K. (2009). Plant foods and plant-based diets: protective against childhood obesity?. *The American Journal of Clinical Nutrition, 89*, 1572-1587.

Nieding, G. & Ohler, P. (2008). Mediennutzung und Medienwirkung bei Kindern und Jugendlichen. In B. Batinic & M. Appel (Hrsg.), *Medienpsychologie* (S. 379-398). Heidelberg: Springer.

Nyberg, G., Sundblom, E., Norman, Å., Bohman, B., Hagberg, J. & Schäfer Elinder, L. (2015). Effectiveness of a Universal Parental Support Programme to promote Healthy Dietary Habits and Physical Activity and Prevent Overweight and Obesity in 6-Year-Old Children: The Healthy School Start Study, a Cluster-Randomised Controlled Trial. *International Journal of Behavioral Nutrition and Physical Activity, 13* (4), 1-14.

Online Lexikon für Psychologie und Pädagogik. (2018a). *Medienpädagigik.* Zugriff am 30.03.2018. Verfügbar unter http://lexikon.stangl.eu/832/medienpaedagogik/

Online Lexikon für Psychologie und Pädagogik. (2018b). *Selbstwirksamkeit.* Zugriff am 30.03.2018. Verfügbar unter http://lexikon.stangl.eu/1535/selbstwirksamkeit-selbstwirksamkeitserwartung/

Prochaska, J.O., DiClemente, C.C. & Norcross, J.C. (1992). In search of how people change: Applications to addictive behaviours. *American Psychologist, 47* (9), 1102-1114.

Prochaska, J. O. & Velicer, W. F. (1997). Behavior Change. The Transtheoretical Model of Health Behavior Change. *American Journal of Health Promotion, 12* (1), 38-48.

Pschyrembel Online. (2018a). *Adipositas.* Zugriff am 21.05.2018. Verfügbar unter https://www.pschyrembel.de/Adipositas/T00G5

Pschyrembel Online. (2018b). *Body Mass Index (BMI).* Zugriff am 24.07.2018. Verfügbar unter https://www.pschyrembel.de/BMI/T013R/doc/

Pschyrembel Online. (2018c). *Diabetes Mellitus.* Zugriff am 19.02.2018. Verfügbar unter https://www.pschyrembel.de/Diabetes%20mellitus%20(DM)/L07AH

Pschyrembel Online. (2018d). *Perzentil.* Zugriff am 24.07.2018. Verfügbar unter https://www.pschyrembel.de/Perzentil/K0GQ2

Pschyrembel Online. (2018e). *Prävention.* Zugriff am 19.02.2018. Verfügbar unter https://www.pschyrembel.de/Prävention/K0HLD

Pschyrembel Online. (2018f). *Salutogenese.* Zugriff am 30.03.2018. Verfügbar unter https://www.pschyrembel.de/Salutogenese/K0K9B

Pschyrembel Online. (2018g). *Übergewicht.* Zugriff am 21.05.2018. Verfügbar unter https://www.pschyrembel.de/Übergewicht/K0N8E

Ried, J. (2008). Adipositasprävention zwischen Veranlagung und Verantwortung. Eine sozialethische Problemskizze. *Deutsche Medizinische Wochenschrift, 133,* 92-95.

Robert-Koch-Institut. (Hrsg.). (2009). *Beiträge zur Gesundheitsberichterstattung des Bundes. Daten und Fakten: „Ergebnisse der Studie Gesundheit in Deutschland aktuell 2009".* Berlin: Hrsg.

Robert-Koch-Institut. (Hrsg.). (2012a). *Beiträge zur Gesundheitsberichterstattung des Bundes. Daten und Fakten: „Ergebnisse der Studie Gesundheit in Deutschland aktuell 2010".* Berlin: Hrsg.

Robert-Koch-Institut. (2012b). *Eskimo: Was essen unsere Kinder? Ernährungsstudie als KiGGS-Modul.* Zugriff am 05.04.2018. Verfügbar unter https://www.rki.de/DE/Content/Gesundheitsmonitoring/Studien/Kiggs/ Basiserhebung/Eskimo/eskimo_node.html

Roberts-Gray, C., Briley, M.E., Ranjit, N., Byrd-Williams, C. E., Sweitzer, S. J., Sharma, S. V. et al. (2016). Efficacy oft he Lunch is in ther Bag intervention to increase parents' packing of healthy bag lunches for young children: a cluster-randomized trial in early care and education centers. *International Journal of Behavioural Nutrition and Physical Activity, 13* (3), 1-19.

Rosenbauer, J., Stahl, A., Baechle, C., Castillo, K., Holl, R. W. & Giani, G. (2010). Incidence trend of type 2 diabetes in children and adolescents in Germany. In *Diabetologia, 54* (1-542) (Minutes of the 46th General Assembly of the European Association for the Study of Diabetes, 23. September 2010), 139.

Rytz, T. (2016). Gemeinsam Essen in Familienergänzenden Tagesstrukturen.Erkenntnisse eines Forschungs- und Interventionsprojekts an Berner Tagesschulen. *vpod bildungspolitik, 197,* 21-23.

Samara, T. (2007). *Grafik Design Praxis. Ein Leitfaden zum Erfolg.* München: Stiebner.

Schierl, T. (2001). Schöner, schneller, besser? Die Bildkommunikation der Printwerbung unter veränderten Bedingungen. In T. Kneiper & M. G. Müller (Hrsg.), *Kommunikation Visuell. Das Bild als Forschungsgegenstand- Grundlagen und Perspektiven* (S. 193-211). Köln: Halem.

Scholz, O. R. (2001). Bilder in Wissenschaften, Design und Technik- Grundlegende Formen und Funktionen. In T. Kneiper & M. G. Müller (Hrsg.), *Kommunikation Visuell. Das Bild als Forschungsgegenstand- Grundlagen und Perspektiven* (S. 43-57). Köln: Halem.

Schorb, B. (2011). Zur Theorie der Medienpädagogik. *Medienpädagogik. Zeitschrift für Theorie und Praxis der Medienbildung, 20,* 81-94.

Schulze, M. B., Hoffmann, K., Boeing, H., Linseisen, J., Rohrmann, S., Möhlig, M. et al. (2007). An Accurate Risk Score Based on Anthropometric, Dietary, and Lifestyle Factors to Predict the Development of Type 2 Diabetes. *Diabetes Care, 30* (3), 510-515.

Schumacher, J. (2001). Das Überschreiten des Rubikon: Willensprozesse und deren Bedeutung für Therapie und Rehabilitation. In H. Schröder & W. Hackhausen (Hrsg.), *Persönlichkeit und Individualität in der Rehabilitation* (S. 66-68). Frankfurt a.M.: Verlag für Akademische Schriften.

Sherwood, N. E., Levy, R. L., Langer, S. L., Senso, M. M., Crain, A.L., Hayes, M. G. et al. (2013). Healthy Homes/Healthy Kids: A Randomized Trial of a Pediatric Primary Care Based Obesity Prevention Intervention for At-Risk 5-10 Year Olds. *Contemporary Clinical Trials, 36* (1), 228-243.

Sichieri, R., Trotte, A. P., de Souza, R. A. & Veiga, G. V. (2008). School randomised trial on prevention of excessive weight gain by discouraging students from drinking sodas. *Public Health Nutrition, 12* (2), 197-202.

Six, U. & Gimmler, R. (2010). Warum ist Medienerziehung in der Familie notwendig?. *Medienerziehung in der Familie. Ein Ratgeber für Eltern, 3,* 25-42.

Stark, L. J., Clifford, L. M., Towner, E. K., Filigno, S. S., Zion, C., Bolling, C. et al. (2014). A Pilot Randomized Controlled Trial of a Behavioral Family-Based Intervention With and Without Home Visits to Decrease Obesity in Preschoolers. *Journal of Pediatric Psychology, 39* (9), 1001-1012.

Süss, D., Lampert, C. & Wijnen, C. W. (2013). *Medienpädagogik. Ein Studienbuch zur Einführung* (2. Aufl.). Wiesbaden: Springer.

Tarro, L., Llauradó, E., Albaladejo, R., Moriña, D., Arija, V., Solà, R. et al. (2014). A primary-school-based study to reduce the prevalence of childhood obesity – the EdAl (Educació en Alimentació) study: a randomized controlled trial. *Trials, 15* (58), 1-13.

Taute, M. (2009). *Broschüren. Planung – Grundlagen – Praxis.* München: Stiebner.

Töpfer, A. (2012). *Erfolgreich Forschen. Ein Leitfaden für Bachelor-, Master-Studierende und Doktoranden*. (3., überarbeitete und erweiterte Aufl.). Wiesbaden: Springer Fachmedien.

Wijesurija, M., Fountoulakis, N., Guess, N., Banneheka, S., Vasantharajah, L., Gulliford, M. et al. (2017). A pragmatic lifestyle modification progamme reduces the incidence of predictors of cardio-metabolic disease and dysglycemia in a young healhy urban South Asian population: a randomised controlled trial. *BMC Medicine, 15* (146), 1-10.

Wirtschafts- und Sozialwissenschaftliches Institut. (2018). *Nominale mittlere Monatseinkommen (in Euro) privater Haushalte in Deutschland, 2005-2016*. Zugriff am 13.06.2018. Verfügbar unter: https://www.boeckler.de/wsi_50933.htm

Wolfenden, L., Wyse, R., Campbell, E., Brennan, L., Campbell, K. J., Fletcher, A. et al. (2014). Randomized controlled trial of a telephone-based intervention for child fruit and vegetable intake: long-term follow-up. *The American Journal of Clinical Nutrition, 99* (3), 543-550.

World Health Organization. (1946). *Verfassung der Weltgesundheitsorganisation*. Zugriff am 30.03.2018. Verfügbar unter https://www.admin.ch/opc/de/classified-compilation/19460131/index.html

World Health Organization. (1986, 17.-21. November). *Ottawa Charter for Health Promotion*. [Erste Internationale Konferenz über Gesundheitsförderung, Ottawa, Kanada].

World Health Organization. (2017a). *Growth reference 5-19 years*. Zugriff am 24.07.2018. Verfügbar unter http://www.who.int/growthref/cht_bmifa_boys_perc_5_19years.pdf?ua=1

World Health Organization. (2017b). *Growth reference 5-19 years*. Zugriff am 24.07.2016. Verfügbar unter http://www.who.int/growthref/cht_bmifa_girls_perc_5_19years.pdf?ua=1

Wyse, R., Wolfenden, L., Campbell, K. J., Wiggers, J., Brennan, L., Fletcher, A. et al. (2012). A cluster randomized controlled trial of a telephone-based parent intervention to increase preschoolers fruit and vegetable consumption. *The American Journal of Clinical Nutrition, 96* (1), 102-110.

Xu, F., Ware, R. S., Leslie, E., Tse, L. A., Wang, Z., Li, J. et al. (2015). Effectiveness of a Randomized Controlled Lifestyle Intervention to Prevent Obesity among Chinese Primary School Students: CLICK-Obesity Study. *Plos ONE, 10* (10), 1-12.

Zahn, D. & Kubiak, T. (2016). Diabetes mellitus. In U. Ehlert (Hrsg.), *Verhaltensmedizin* (2., vollständig überarbeitete und aktualisierte Aufl.) (S. 319-332). Berlin: Springer.

Zeeb, H., Ahrens, W. & Pigeot, I. (2011). Primärprävention. Konzepte und Strategien. *Bundesgesundheitsblatt – Gesundheitsforschung - Gesundheitsschutz, 3,* 265-271.

Zimmermann, E., Bjerregaard, L. G., Gamborg, M., Vaag, A. A., Sørensen, T.I.A. & Baker, J.L. (2017). Childhood body mass index and development of type 2 diabetes throughout adult life – A large-scale danish cohort study. *Obesity, 25* (5), 965-971.

Zwick, M. M. (2011). Die Ursachen der Adipositas im Kindes- und Jugendalter in der modernen Gesellschaft. In M. M. Zwick, J. Deuschle & O. Renn (Hrsg.), *Übergewicht und Adipositas bei Kindern und Jugendlichen* (S. 71-90). Wiesbaden: VS.

9 Tabellen-, Abkürzungsverzeichnis

9.1 Tabellenverzeichnis

9.2 Abkürzungsverzeichnis

BMI	Body Mass Index
DGE	Deutsche Gesellschaft für Ernährung
DHfPG	Deutsche Hochschule für Prävention und Gesundheitsmanagement
KiTa	Kindertagesstätte
optimiX®	Optimierte Mischkost
SOC	Kohärenzgefühl
TTM	Transtheoretisches Modell
T2DM	Diabetes mellitus Typ 2
WHO	Weltgesundheitsorganisation

Anhang

Anhang 1: Beispielhafter Wochenspeiseplan der Johannes-KiTa in VS-Villingen

Montag	Dienstag	Mittwoch	Donnerstag	Freitag
Hauptspeise	Hauptspeise	Hauptspeise	Hauptspeise	Hauptspeise
Gemüsemaultaschen	Putengeschnetzeltes in Brokkoligemüse	Fisch mit Kräuterauflage	Rindergulasch	Veg. Lasagne
Salat	Nudeln	Kartoffeln	Spätzle	Gemischter
	Paprika aufgeschnitten	Tomatensalat	Karottengemüse	Salat
Nachtisch	Nachtisch	Nachtisch	Nachtisch	Nachtisch
Quarkspeise	Obst	Obst	Joghurt	Obst

Anhang 2: Beispielfotos der KiTa-Pausenmahlzeiten (eigene Fotos)

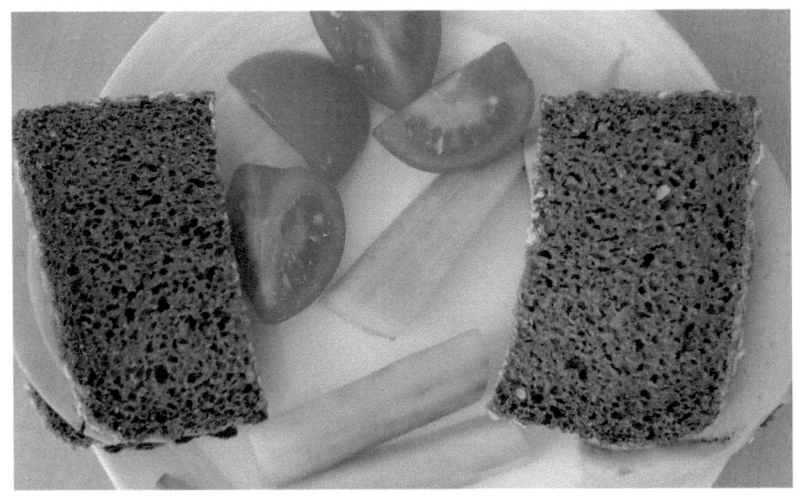

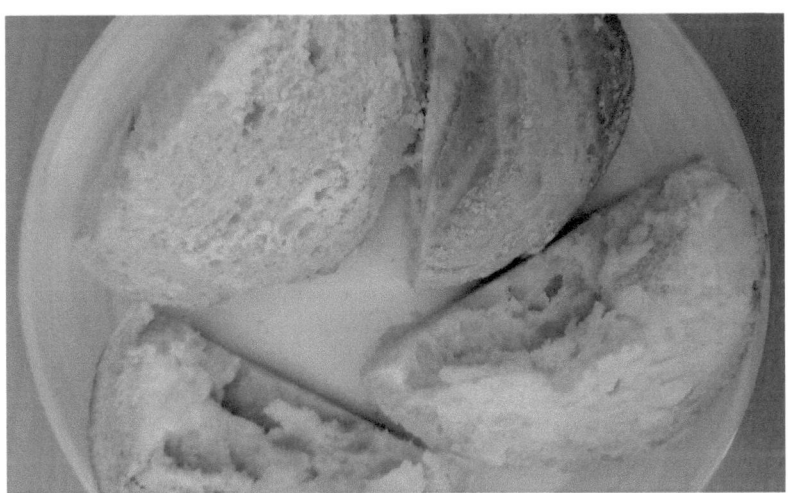

Anhang 3: Klinische Diagnoseparameter zur Feststellung eines Diabetes mellitus (eigene Darstellung, nach Nauck et al., 2017, S. 94)

HbA_{1c}	Gelegenheits-Plasmaglukosewert	Nüchtern-Plasmaglukosewert	OGTT-2-h-Wert im venösen Plasma
≥ 6,5 % (≥ 48 mmol / mol Hb)	≥ 200 mg / dl (≥ 11,1 mmol / l)	≥ 126 mg / dl (≥ 7,0 mmol / l)	≥ 200 mg / dl (≥ 11,1 mmol / l)

Anhang 4: Darstellung der Perzentilendiagramme für den BMI von Mädchen und Jungen (World Health Organization, 2017b, 2017a)

BMI-for-age GIRLS

World Health Organization

5 to 19 years (percentiles)

2007 WHO Reference

BMI-for-age BOYS

World Health Organization

5 to 19 years (percentiles)

2007 WHO Reference

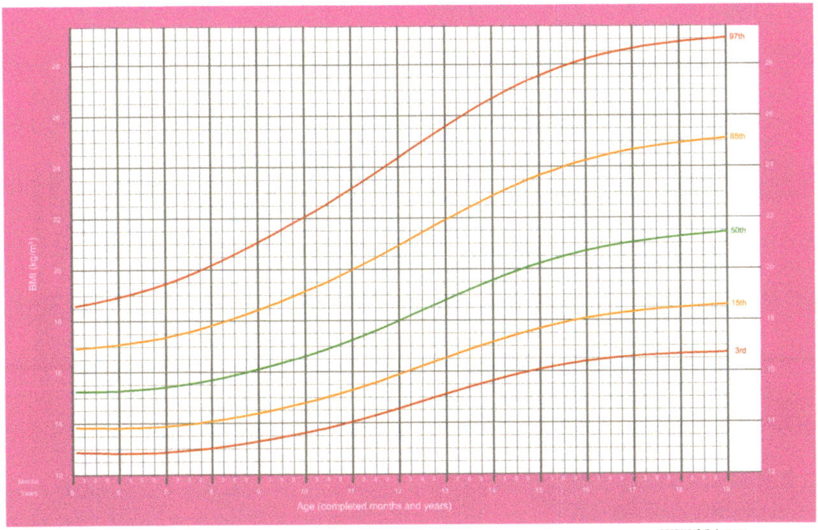

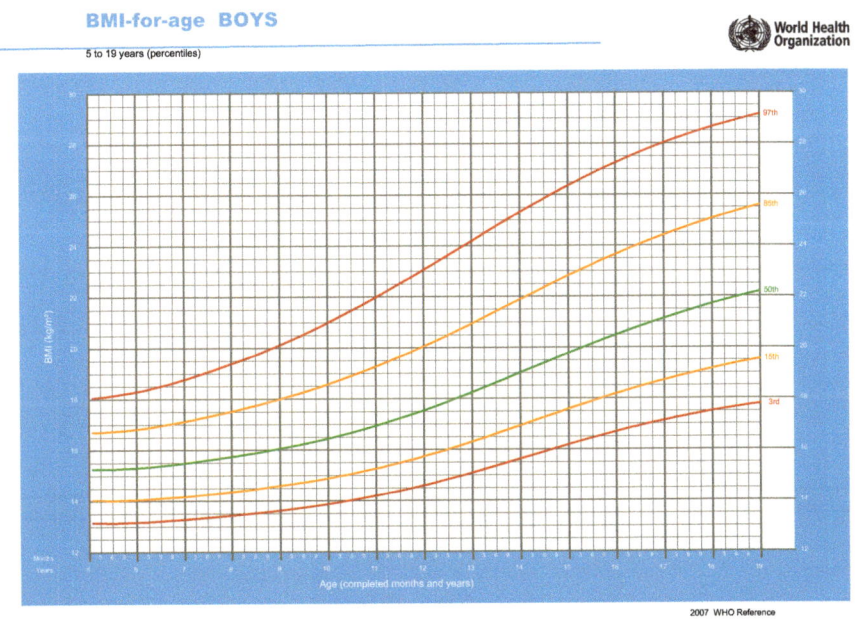

Anhang 5: Darstellung der Banner zur Erhöhung des Gemüsekonsums (Hanks et al., 2016)

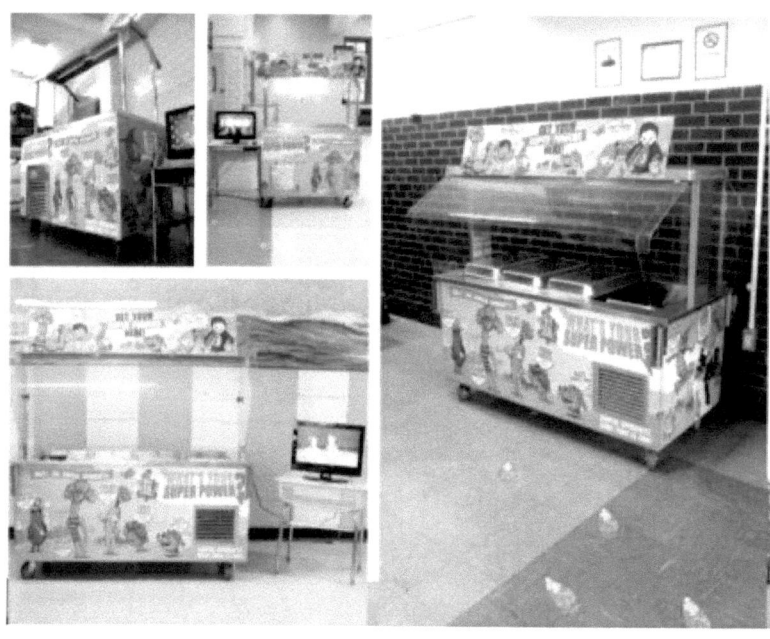

Anhang 6: Darstellung der Illustrationen der Bilderbücher (de Droog et al., 2013)

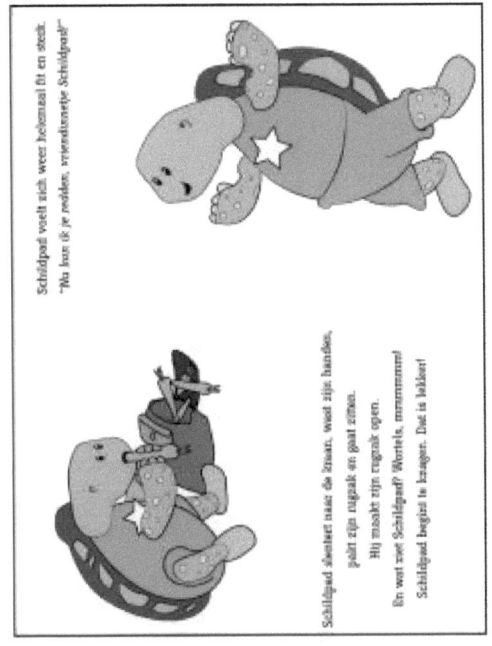

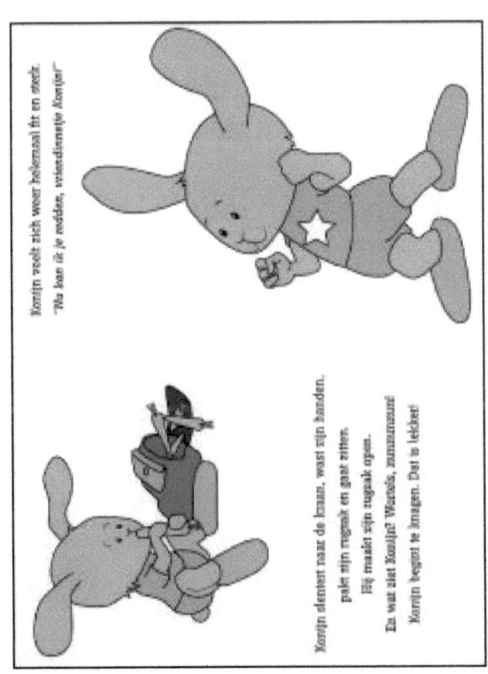

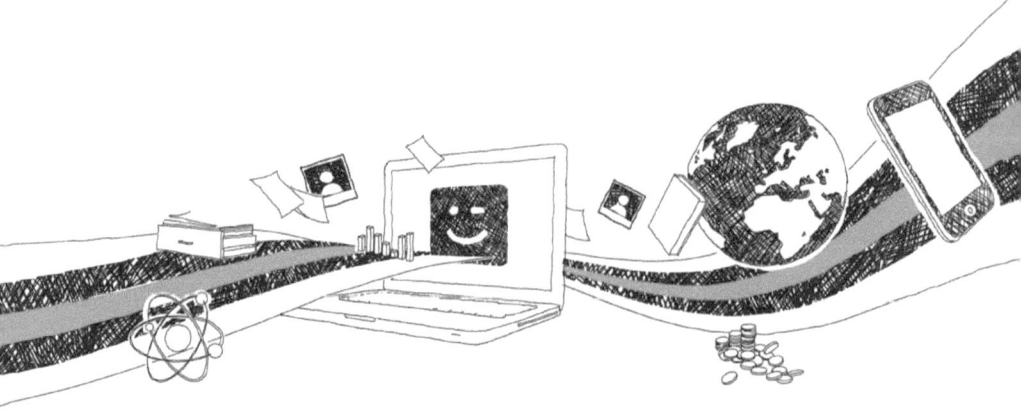
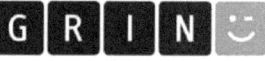